# ÉTUDES

## PHYSIOLOGIQUES ET PATHOLOGIQUES

### SUR LE

# RAMOLLISSEMENT CÉRÉBRAL

Mémoire lu à la Société de Biologie, dans le mois de décembre
de l'année 1865

### PAR

## J.-L. PRÉVOST ET J. COTARD,

Internes des hôpitaux.

AVEC QUATRE PLANCHES CHROMOLITHOGRAPHIÉES.

# PARIS

### ADRIEN DELAHAYE, LIBRAIRE-ÉDITEUR,

PLACE DE L'ÉCOLE DE MÉDECINE.

## 1866

# ÉTUDES

## PHYSIOLOGIQUES ET PATHOLOGIQUES

### SUR LE

# RAMOLLISSEMENT CÉRÉBRAL.

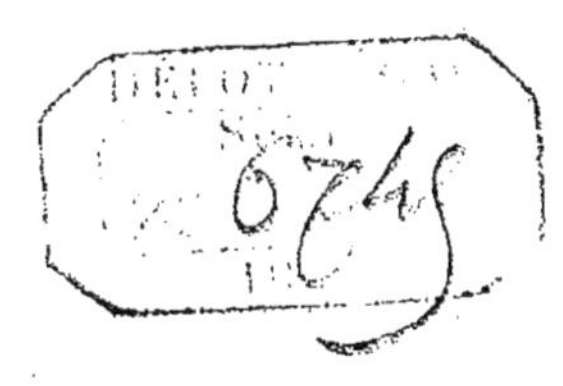

# ÉTUDES

## PHYSIOLOGIQUES ET PATHOLOGIQUES

SUR LE

# RAMOLLISSEMENT CÉRÉBRAL

Mémoire lu à la Société de Biologie, dans le mois de décembre
de l'année 1865

PAR

## J.-L. PREVOST et J. COTARD,

Internes des hôpitaux.

AVEC QUATRE PLANCHES CHROMOLITHOGRAPHIÉES.

# PARIS

## ADRIEN DELAHAYE, LIBRAIRE-ÉDITEUR,

PLACE DE L'ÉCOLE DE MÉDECINE.

1866

EXTRAIT

des Comptes rendus des séances et mémoires de la Société de biologie,
de l'année 1865.

Paris. — Imprimé par E. Thunot et Cᵉ, rue Racine, 26

# ÉTUDES

## PHYSIOLOGIQUES ET PATHOLOGIQUES

SUR LE

## RAMOLLISSEMENT CÉRÉBRAL.

Ayant eu l'occasion d'observer un assez grand nombre de ramollissements du cerveau pendant notre internat à la Salpêtrière, et nos maîtres, MM. Charcot et Vulpian, ayant bien voulu mettre à notre disposition les observations recueillies dans leurs services pendant les années précédentes, nous avons pensé que de ce nombre considérable de faits observés avec soin, nous pourrions peut-être tirer quelques résultats intéressants au point de vue de la nature du ramollissement cérébral, de ses causes, de sa symptomatologie, de ses relations avec d'autres affections. Grâce aux conseils de M. le docteur Vulpian, nous avons pu instituer quelques expériences de physiologie pathologique, et reproduire artificiellement sur des animaux quelques-uns des symptômes du ramollissement cérébral, et cet ensemble de lésions multiples qu'on rencontre si souvent chez le vieillard (ramollissement cérébral, infarctus des reins, de la rate, de l'intestin, etc.).

Nous chercherons à rapprocher de ces données expérimentales un certain nombre de nos observations, et à montrer l'importance des troubles ischémiques des centres nerveux, troubles sur lesquels MM. Charcot et Vulpian ont souvent appelé notre attention.

Personne ne nie plus aujourd'hui le rôle des oblitérations vasculaires dans la production du ramollissement, et à ce point de vue nos observations ne présentent rien qui ne soit déjà connu ; mais quelle part doit-on faire à cette cause ? Doit-on lui rapporter tous les cas de ramollissement ? Existe-t-il des cas de ramollissement indépendants de toute lésion vasculaire ? C'est ce que nous chercherons à élucider. Dans une première partie nous exposerons les expériences qui doivent servir de base à ce travail. La seconde partie sera consacrée à l'analyse et à la discussion des observations.

Qu'il nous soit permis de remercier nos maîtres, MM. Charcot et Vulpian, qui nous ont donné l'idée de ce travail et nous ont aidés de leurs conseils.

# PREMIÈRE PARTIE.

## EXPÉRIENCES PHYSIOLOGIQUES.

Il y a longtemps déjà que les physiologistes ont insisté sur le rôle important de la circulation du sang artériel dans les fonctions des différents organes, et ont institué de nombreuses expériences pour prouver ce fait fondamental de physiologie qui a fait naître l'idée de la transfusion du sang. Il nous suffira de rappeler les travaux de Morgagni, Cooper, Haller, Lorry, Lecat, Bichat, ceux de MM. Prevost et Dumas, ouvrage dans lequel ces derniers auteurs insistent sur l'importance du sang dans les fonctions des centres nerveux.

Plus récemment, cette question a été de nouveau étudiée par MM. Kussmaull et Tenner, Brown-Séquard, etc., (1).

---

(1) Morgagni, *De nat. et caus. morb.*, épist. 19.

Bichat, *Recherches sur la vie et la mort.*

Lorry, *Recueil périod. d'obs.*, etc., par Vandermonde, janv. 1757, t. VI.

Lecat, *Traité du fluide des nerfs et du mouvement musculaire*, Berlin, 1765.

Haller, *Mémoire sur le mouvement du sang*, trad., Lausanne, 1756.

Prevost et Dumas, *Examen du sang et de son action dans les divers phénomènes de la vie*, bibl. univ. de Genève, 1821, xvii.

Kussmaull et Tenner, *Untersuchungen über Ursprung*, etc., Frankfurt, 1857.

Voy. *Journal de physiologie* de M. Brown-Séquard, 1858.

Brown-Séquard, *Journal de physiologie*, I et V.

Ces travaux avaient plutôt un but physiologique que médical; mais quand eurent paru les recherches de M. Virchow sur l'embolie, plusieurs auteurs instituèrent des expériences de physiologie pathologique; nous pouvons citer en particulier la thèse de M. Ehrmann (1), le mémoire de M. Panum (2), qui nous ont fourni des indications très-précieuses. Enfin il vient de paraître en Allemagne un ouvrage dans lequel M. O. Weber (3) étudie avec un grand soin la question de l'embolie, et nous avons eu la satisfaction d'y voir confirmées plusieurs des opinions auxquelles nous étions arrivés nous-mêmes.

M. Vulpian qui avait déjà étudié dans une de ses publications (4) l'influence du sang sur la moelle épinière, insista de nouveau cette année, dans le cours qu'il fit au Muséum, sur l'importance de la circulation du sang artériel dans l'axe cérébro-spinal; et c'est en grande partie, à l'aide des expériences qu'il fit devant nous, que nous avons pu entreprendre cette partie de notre mémoire.

Le moyen le plus simple d'étudier l'influence du sang sur le système nerveux central, est certainement de suspendre l'abord du sang dans l'encéphale ou dans la moelle épinière, et d'examiner les phénomènes qui résultent de l'anémie de ces organes.

On peut arriver à ce but par plusieurs procédés :

1° Par des saignées blanches (moyen peu fidèle, car on ne peut localiser ainsi l'anémie; aussi n'est-ce pas celui-ci que nous examinerons);

2° Par la ligature des artères;

3° Par l'injection dans les artères d'un liquide (eau) tenant en suspension des corps étrangers ou des poudres inertes.

---

(1) Ehrmann, *Des effets produits sur l'encéphale par l'oblitération des vaisseaux artériels qui s'y distribuent*, Paris, 1860.

(2) Panum, *Experimentelle Untersuchungen zur Physiologie und Pathologie der Embolie, Transfusion*, etc., Berlin, 1864.
Ou *Virchow's Archiv*. t. XXVII-XXIX.

(3) O. Weber, *Handbuch der allgemeinen und speciellen Chirurgie*, redigirt. v. D<sup>r</sup> Pitha *und* D<sup>r</sup> Billroth. Erlangen, 1865.

(4) Vulpian, *Sur la durée de la persistance des propriétés des muscles, des nerfs et de la moelle épinière après l'interruption du cours du sang dans ces organes*. Gaz. hebd. de méd. et de chir., 1861, t. VIII.

### § I. — **Ligature des artères.**

La ligature des artères carotides primitives et des vertébrales, n'est pas difficile à exécuter sur un animal de taille moyenne, tel que le chien ou le lapin par exemple, cette expérience déjà faite par Cooper, Kussmaull et Tenner, Ehrmann (1) et d'autres, n'offre pas chez le chien des résultats toujours les mêmes, la circulation, dans le plus grand nombre des cas, n'est pas, en effet, immédiatement suspendue par la ligature simultanée des quatre gros troncs cervicaux, pris même à leur origine, ce qui résulte d'anastomoses fréquentes que Cooper plaçait dans des branches œsophagiennes, que M. Panum croit exister plutôt dans des branches spinales volumineuses fournies par l'artère vertébrale. Chez le lapin, au contraire, cette opération amène, dans la plus grande majorité des cas, des symptômes immédiats et précis.

Un instant, quelques secondes après la ligature ou la simple compression, au moyen de serres-fines des quatre troncs cervicaux (carot. prim. et vertébrales), l'animal est pris généralement de quelques symptômes convulsifs, quelquefois peu prononcés ; il se débat, presque en même temps et même quelquefois avant les convulsions, on voit la respiration et les battements du cœur s'accélérer, devenir même très-fréquents, et l'animal tomber dans un coma apoplectique qui le rend tout à fait étranger à ce qui se passe autour de lui : les membres tombent inertes, et souvent même tout phénomène de sensibilité cesse (2).

La respiration qui s'était accélérée, devient bientôt plus embarrassée, quelquefois stertoreuse ; les narines se dilatent à chaque inspi-

---

(1) *Ouvr. cit.*

(2) Les fonctions de la moelle se conservent cependant quelquefois séparées de celles du cerveau, et peuvent même subsister un certain temps, ce qui prolonge dans ces cas la vie ; ce phénomène est arrivé une fois devant nous, au Muséum, dans une expérience que M. Vulpian fit à son cours, et sur la rareté et l'intérêt de laquelle il attira l'attention de ses auditeurs. Le lapin, sujet de l'expérience, était plongé dans le coma, tout mouvement réflexe avait cessé dans la tête, les conjonctives étaient insensibles, mais les mouvements de la respiration continuaient presque intacts, et les mouvements réflexes étaient perceptibles au tronc et dans les membres.

ration ; bientôt ces mouvements deviennent plus rares, les battements du cœur se ralentissent, il se produit des déjections alvines ; les pupilles se dilatent ; quelquefois de nouvelles convulsions se produisent à ce moment ultime, et l'animal meurt, tous ces phénomènes s'étant succédé dans l'espace de quelques minutes.

Si à ce moment ultime, au moment où les fonctions de la respiration vont cesser, on enlève les ligatures ou les serres-fines (l'opération faite avec des serres-fines est rendue beaucoup plus simple), si, disons-nous, on rend au sang son cours, les fonctions encéphaliques se rétablissent peu à peu dans un ordre inverse à celui dans lequel elles avaient disparu. Les mouvements respiratoires deviennent de nouveau fréquents, se régularisent, de même que les battements cardiaques ; le coma apoplectique cesse peu à peu, l'animal exécute quelques mouvements volontaires, bientôt se remet sur ses pattes, et au bout de fort peu de temps (deux minutes environ) tout phénomène pathologique a cessé ; les fonctions cérébrales se sont complétement rétablies, et cet animal, qui un instant avant pouvait presque être considéré comme mort, a récupéré ses fonctions encéphaliques et est pour ainsi dire revenu à la vie. Notons que l'expérience peut être répétée plusieurs fois de suite.

### § II. — Injection de poudres fines.

Un procédé plus simple encore que celui de la ligature est l'injection dans les artères de 15 à 20 grammes d'eau, tenant en suspension des poudres inertes telles, par exemple, que la poudre de lycopode, procédé déjà employé par M. Flourens et ensuite par M. Vulpian (1). Cette poudre impalpable formée de sporules, dont le diamètre atteint environ 5 à 6 fois celui des globules sanguins, pénètre facilement dans les artérioles et se répand dans les gros capillaires du cerveau, opposant ainsi un obstacle insurmontable au sang dont elle produit la coagulation ; le lycopode offre en outre l'avantage de pouvoir être facilement reconnu, vu la forme très-caractéristique de ses sporules. En pénétrant dans l'arbre circulatoire, il y agit uniquement comme une poudre inerte, car toute autre poudre inerte joue le même rôle et jouit de la propriété remarquable de produire la coagulation du sang (2).

---

(1) *Sur la durée*, etc., *ouvr. cit.*

(2) Plusieurs auteurs ont fait des expériences analogues en se servant

Examinons les résultats auxquels donne lieu l'injection dans le bout périphérique d'une carotide de 10 à 20 grammes d'eau tenant en suspension une petite quantité de poudre de lycopode, et l'expérience peut alors s'exécuter sur le chien aussi bien que sur le lapin, car les anastomoses sont ici parfaitement incapables de rétablir la circulation ; les sporules sont en effet répandues immédiatement dans tout le réseau artériel encéphalique, comme le prouve l'autopsie.

Immédiatement après l'injection l'animal pousse généralement un gémissement, est pris de convulsions, et succombe en présentant les mêmes symptômes que dans les cas de ligature.

A l'autopsie on trouve la substance cérébrale sillonnée de lignes jaunâtres visibles à l'œil nu, qui proviennent de la pénétration du lycopode dans les artérioles, et si l'on place une parcelle de substance cérébrale sous le foyer du microscope, on peut voir que les sporules ont pénétré dans les petites artérioles et les ont obstruées.

Dans quelques cas nous avons observé çà et là des extravasations sanguines provenant probablement d'une rupture vasculaire produite par une trop forte pression de la seringue.

INJECTION D'EAU TENANT EN SUSPENSION DES SPORES DE LYCOPODE DANS L'ARTÈRE CAROTIDE DROITE D'UN LAPIN (BOUT PÉRIPHÉRIQUE) ; MORT PAR APOPLEXIE APRÈS UN QUART D'HEURE.

Exp. I (19 juillet 1865) (1). — La carotide droite d'un lapin étant dénudée nous injectons dans le bout périphérique environ 20 grammes d'eau tenant en suspension de la poudre de lycopode. L'animal est pris de quelques convulsions, il tombe immédiatement après dans le coma ;

---

d'autres corps étrangers. M. Panum (*ouvr. cit.*) a choisi de petites boules de cire, dont il sera mieux de parler à propos de nos expériences d'injections de corps plus volumineux. Cet auteur a aussi introduit dans la circulation du mercure, de l'air, etc., et est arrivé aux mêmes résultats. M. Bergmann, et après lui M. Weber (*Handbuch der alg. und sp. Chir.*, *loc. cit.*, p. 84 et suiv.) ont étudié l'effet d'injections d'air, de pus et de graisse, qui leur ont aussi donné des résultats plus analogues à ceux de notre seconde série d'expériences ; aussi en parlerons-nous plus tard.

(1) Cette expérience n'est que la reproduction de celles que nous avions vu faire par M. Vulpian à son cours, mais elle nous est personnelle.

sa respiration s'arrête d'abord, mais bientôt après elle recommence et devient rapide et stertoreuse ; coma complet, membres en résolution. Cependant la paralysie n'est pas générale ; l'animal exécute quelques mouvements quand nous recousons sa plaie, la sensibilité n'est pas complétement abolie. Bientôt, un quart d'heure environ après l'injection, la respiration s'arrête, l'animal exécute quelques mouvements convulsifs légers et meurt. On a constaté au début de l'expérience quelques mouvements réflexes des membres inférieurs.

L'oreille gauche présentait avant la mort un vaisseau dur et gorgé de sang, ce qui manquait à droite.

AUTOPSIE. *Cerveau.* — Quelques artères de la base paraissent injectées, et sur les parties latérales de l'encéphale (surtout à droite), on constate une coloration jaunâtre légère dans quelques points.

Des parcelles de ce cerveau portées sous le champ du microscope montrent des sporules de lycopode dans les petits vaisseaux capillaires, et cela dans toutes les parties du cerveau. On fait fort peu de préparations sans en retrouver ; on en trouve surtout à la surface des hémisphères et à leur base, dans le bulbe, dans la moelle au tiers supérieur, dans les tubercules quadrijumeaux (des deux côtés), dans les corps striés, dans les hémisphères, dans le cervelet.

Quelques-unes de ces spores occupent des vaisseaux capillaires de petit calibre dans lesquels elles ont pénétré comme par pression et dont le calibre paraît moindre que le diamètre de ces spores.

Quelques-uns des vaisseaux injectés contiennent au delà des spores beaucoup de globules sanguins et sont gorgés de sang ; d'autres sont vides.

Les phénomènes observés dans cette expérience présentent la plus grande analogie avec ceux qui résultent de la ligature des quatre troncs artériels, et nous paraissent aussi devoir être attribués à une anémie subite et complète de l'encéphale.

Cette expérience nous montre encore une fois, comme M. le docteur Vulpian le faisait remarquer dans son cours, le rôle du sang artériel dans l'exécution des fonctions de la vie. L'encéphale, comme tout autre organe, meurt dès que ses éléments anatomiques ne reçoivent plus un courant de sang artériel constamment renouvelé. Les fonctions de relation cessent immédiatement par l'anémie de la substance grise, et bientôt l'anémie de la base de l'encéphale produit la gêne de la respiration qui n'est que le début de l'agonie de l'animal.

Il ne nous paraît pas inutile de rapporter ici une expérience de

M. Brown-Sequard (1), bien propre à démontrer l'action du sang sur les centres nerveux.

« Je décapitai un chien, nous dit cet auteur, en ayant soin de faire
« la section au-dessous de l'endroit où les artères vertébrales pénètrent
« dans leur canal osseux. Huit minutes après, le pincement de la peau
« étant sans effet, j'appliquai un courant galvanique d'une intensité
« assez considérable à la moelle allongée, mise à nu, en ayant soin
« d'éviter le passage du courant par les parties voisines. Il ne se mani-
« festa aucun mouvement. Les conducteurs appliqués à la protubérance
« ne produisirent aussi aucun effet. Dix minutes après la cessation des
« mouvements respiratoires des narines, des lèvres et de la mâchoire
« inférieure, j'adaptai, aux quatre troncs artériels de la tête, des canules
« qui étaient en rapport par des tubes de caoutchouc avec un cylindre
« en cuivre, par lequel j'injectai du sang chargé d'oxygène, à l'aide d'une
« seringue. En deux ou trois minutes, après quelques légers mouve-
« ments désordonnés, je vis apparaître des mouvements des yeux et des
« muscles de la face qui semblaient être dirigés par la volonté. Je pro-
« longeai l'expérience un quart d'heure, et durant toute cette période,
« ces mouvements, en apparence, volontaires, continuèrent d'avoir lieu.
« Après avoir cessé l'injection, ces mouvements cessèrent et furent
« bientôt remplacés par les convulsions des yeux et de la face, par des
« mouvements respiratoires des narines, des lèvres et des mâchoires,
« et ensuite par les tremblements de l'agonie. La pupille se resserra et
« se dilata ensuite comme dans la mort ordinaire.

« Cette expérience démontre positivement la possibilité du retour
« des propriétés vitales et des fonctions de l'encéphale sous l'influence
« du sang chargé d'oxygène. »

Dans la moelle comme dans le cerveau, l'anémie consécutive à l'injection de poudre de lycopode par le bout central d'une crurale détermine la suspension immédiate et complète de l'innervation. C'est
ce qui ressort avec évidence des expériences que M. Vulpian (2) avait
décrites dans son mémoire sur l'anémie de la moelle et que nous lui
avons vu répéter à son cours, expériences qui ont été faites aussi
par M. Panum (3). Nous serons plus brefs sur ce sujet, qui ne regarde
pas directement le ramollissement cérébral.

---

(1) *Journal de physiologie*, t. I, p. 119.
(2) *Ouvr. cit.*
(3) *Ouvr. cit.*

Nous rapportons cependant l'expérience suivante :

INJECTION D'EAU TENANT EN SUSPENSION DE LA POUDRE DE PHOSPHATE DE CHAUX
DANS LA CAROTIDE (BOUT PÉRIPHÉRIQUE) SANS SUCCÈS ; INJECTION D'EAU AVEC
POUDRE DE LYCOPODE DANS UNE CRURALE (BOUT CENTRAL) ; INFARCTUS D'UN
REIN ; ANÉMIE DE LA MOELLE ; PARAPLÉGIE.

**EXP. II.** (19 et 21 juillet 1865). — Le 19 juillet à deux heures, nous injectons dans le bout périphérique de la carotide droite d'un lapin de l'eau tenant en suspension du phosphate de chaux réduit en poudre. (Les grains de cette poudre offrent des dimensions variables et ont l'inconvénient de ne pas être facilement reconnaissables.) L'injection est faite doucement au moyen d'une seringue de Pravaz ; nous injectons 8 à 10 gouttes, aucun accident ne survient ; l'animal continue à être bien portant et mange bien.

Le 21 juillet, nous injectons dans la crurale droite (bout central) avec une seringue ordinaire de l'eau (10 à 15 gr.) tenant en suspension de la poudre de lycopode.

Immédiatement après l'opération, paraplégie de tout le train postérieur avec anesthésie complète ; pas de mouvements réflexes. L'animal traîne son train postérieur qui est dans une flaccidité complète, il agit bien des pattes de devant.

Paralysie de la vessie ; le lapin lâche immédiatement les urines que contenait sa vessie.

L'état général est bon, quoique la respiration semble s'être légèrement accélérée. La sensibilité et la motilité sont conservées dans le train antérieur. L'animal prend un peu de nourriture.

A six heures, l'état était encore le même quoiqu'il semblât y avoir un peu d'affaiblissement du train antérieur et de la gêne de la respiration. Mais l'animal marche encore avec ses membres antérieurs, il semble avoir moins de force du côté gauche que du droit.

A sept heures et demie, mort. L'animal portait sa tête en arrière et faisait avec peine quelques inspirations. Au bout d'un instant il succomba.

AUTOPSIE. — *Cerveau.* Ne présente rien d'appréciable. Nous avons cru retrouver dans certain points quelques parcelles de phosphate de chaux, mais ce corps n'est pas assez reconnaissable pour que nous en soyons certains ; pas de poudre de lycopode, pas de ramollissement.

*Moelle.* A été trop altérée par l'ablation pour que nous sachions s'il y avait, oui ou non, un ramollissement. Les méninges rachidiennes et les parties de la moelle qui y correspondent contiennent de nombreuses spores de lycopode, et cela surtout dans la partie inférieure de la moelle, car dans la moitié supérieure nous n'en retrouvons pas.

*Cœur*. Rien d'appréciable ; pas d'oblitération des artères coronaires.

*Poumons*. L'un d'eux semble offrir un point fortement congestionné.

*Aorte*. Remplie ainsi que ses branches jusqu'à l'union du tiers supérieur avec les deux tiers inférieurs par un caillot noirâtre, un peu blanchâtre par places, et contenant une quantité énorme de sporules de lycopode.

*Rate*. Les artères du hile semblent légèrement jaunâtres, et sont remplies de sporules de lycopode ; pas d'infarctus bien net.

*Péritoine*. Les artères mésentériques contiennent dans leurs branches beaucoup de poudre de lycopode, pas d'altération manifeste de l'intestin.

*Foie*. Rien.

*Reins*. L'un d'eux présente à une de ses extrémités une partie anémiée très-pâle, offrant par places un pointillé qui répond à certains corpuscules de Malpighi gorgés de sang. Cette pâleur tranche très-manifestement avec la coloration du reste de l'organe. Sur les limites de cette partie anémiée qui occupe le quart environ du rein, on remarque une tache rouge de la grosseur d'une lentille occupant la grande courbure à sa partie moyenne. Cette tache est très-nette quand on a décortiqué l'organe. Le rein offre à sa coupe une congestion presque hémorrhagique à ce niveau. Les pyramides paraissent être assez généralement congestionnées, mais la congestion devient bien plus manifeste au niveau du point dont nous venons de parler qui a tous les caractères d'un infarctus récent.

Les glomérules à ce niveau sont rouge foncé de même que les vaisseaux qui s'y rendent. On retrouve dans plusieurs capillaires des sporules de lycopode.

L'artère rénale est oblitérée par un caillot rempli de lycopode.

Dans l'autre rein l'oblitération existe aussi, mais on y retrouve moins de poudre de lycopode et il n'y a pas d'infarctus type comme dans celui-là.

On retrouve encore de la poudre de lycopode dans les artérioles qui se rendent aux muscles des cuisses, qui ne paraissent pas d'ailleurs altérés.

Doit-on rapporter la paraplégie observée dans ce cas à l'anémie de la moelle ou à l'anémie des membres inférieurs ? On sait que lorsque l'on vient à anémier seulement les membres inférieurs par la ligature de l'aorte abdominale (expérience de Sténon), on n'abolit pas instantanément la sensibilité ni les mouvements réflexes ; c'est donc, comme l'a établi M. Vulpian, à l'anémie de la moelle qu'il faut attribuer l'abolition subite et complète de la sensibilité et de la motilité.

Dans l'expérience que nous venons de rapporter, nous avons observé de plus des infarctus des reins et de la rate; mais nous reviendrons plus loin sur ces lésions.

L'injection de poudre de lycopode amène, comme nous venons de le voir, une mort très-prompte. A l'autopsie on ne retrouve pas de lésion bien nette, sauf la présence de sporules de lycopode dans les artérioles, et quelquefois un peu de stase sanguine.

Supposons qu'au lieu de lycopode, nous ayons eu de la graisse, des corps granuleux, des lamelles de cholestérine, ou quelque corps analogue, leur présence pourrait peut-être échapper à l'observateur, et on aurait un cas de *mort subite*, un *coup de sang*, une *apoplexie* sans lésion appréciable; cas que l'on aurait anciennement désigné sous le nom d'*apoplexie nerveuse*.

Dans les cas d'embolies capillaires, la mort peut survenir trop promptement pour qu'il se produise un ramollissement cérébral qui n'est jamais, dans le cas de ramollissement par obstruction vasculaire, qu'un processus secondaire.

### § III. — Injection de graines de tabac.

Si l'injection de substances assez fines pour pénétrer jusque dans les capillaires du cerveau n'amène généralement pas de lésions visibles, vu la promptitude de la mort, il n'en est pas de même de l'introduction de corps plus volumineux dans la circulation. Aussi avons-nous institué quelques expériences sur ce sujet. C'est surtout à cette catégorie de faits qu'appartiennent les expériences de M. Panum et celles plus anciennes de M. Virchow (1).

M. Panum (2) rapporte dans son travail un grand nombre de faits. Cet auteur injecta non-seulement des corps inertes, mais encore quelques matières putrescibles, et il crut remarquer que dans ce dernier cas les résultats n'étaient pas tout à fait identiques; il signala en particulier la fréquence de la formation d'infarctus purulents. Mais M. Weber (3) croit que cette opinion est un peu exagérée, et que les

(1) Virchow, *Archives*.
(2) Panum, *ouvr. cit.*
(3) Weber, *Chirurgie de Pitha et Billroth*, 1865, *loc. cit.* p. 97, § 107.

abcès emboliques peuvent se produire, quelle que soit la nature du corps étranger introduit dans la circulation, ces abcès dépendant pour lui plutôt de la nature du tissu et du rétablissement plus ou moins complet d'une circulation collatérale.

Comme corps inertes, M. Panum (1) a choisi des petites boules de cire qu'il teint au moyen de matières colorantes. M. Virchow, on le sait, s'était servi de parcelles de caoutchouc. Quant à nous, il nous a paru plus simple de prendre, comme nous l'avions vu faire par M. Vulpian, dans une expérience dans laquelle il obtint sur un chien un ramollissement du cervelet, des graines, peu volumineuses, et en particulier de la graine de tabac qui peut, comme toute graine, vu l'épiderme qui la couvre, être considérée comme un corps complétement inerte.

M. Panum, qui n'avait pas spécialement en vue le ramollissement cérébral, fit peu d'injections dans les carotides. Pour étudier l'embolie de la grande circulation, il opéra surtout sur les artères crurales (bout central), et il obtint des infarctus des différents viscères (rate, reins, foie, pancréas) et quelquefois un ramollissement de la moelle épinière (2); la mort de l'animal était survenue, dans ces cas, de cinq à dix heures après l'injection. Mais il serait trop long de rapporter en détail ces expériences variées, et nous renverrons nos lecteurs au livre de M. Panum.

Dans nos expériences nous avons cherché à obtenir non-seulement des ramollissements cérébraux, mais encore les lésions des viscères désignées sous le nom d'infarctus. Nous sommes même arrivés plusieurs fois à produire ces lésions concurremment avec un ramollissement cérébral; et comme nous pensons qu'au point de vue de la nature et de la genèse du ramollissement cérébral, il est important de considérer ces altérations simultanées des autres organes, dues à une même cause, nous rapporterons tout au long nos expériences en les analysant.

### PREMIÈRE SÉRIE D'EXPÉRIENCES.

Dans une première série d'expériences n'ayant pour but que d'obtenir des ramollissements cérébraux, nous avons opéré sur le bout

---

(1) *Loc. cit.*
(2) Panum, obs. 2, 3, 4, p. 89 et suiv.

périphérique d'une des carotides. Voici le procédé que nous employons :

Nous plaçons une certaine quantité de graines de tabac dans de l'eau, si ces graines ne se précipitent pas, il suffit de les chauffer jusqu'à un degré voisin de l'ébullition pour obtenir ce résultat, et, dans ces cas, nous avons la précaution de changer l'eau pour nous mettre à l'abri de tout phénomène qui puisse être attribué à l'intoxication par le tabac.

L'injection ainsi préparée, nous mettons à nu une des carotides et nous passons au-dessous d'elle trois fils à ligature.

Nous faisons la ligature du fil inférieur, c'est-à-dire de celui qui est le plus rapproché du cœur; puis ouvrant l'artère, nous introduisons dans son intérieur une canule aussi grosse que possible, canule que nous fixons au moyen du second fil d'attente. Cette canule est munie d'un robinet que l'on a préalablement fermé. Si elle en manquait, on pourrait le remplacer par l'application d'une serre-fine sur la partie libre de l'artère; précaution qu'il est d'ailleurs bon de prendre dans tous les cas pour empêcher le sang de pénétrer dans l'extrémité de la canule et de s'y coaguler.

Ce premier temps de l'opération terminé, l'un de nous maintient en place la canule, tandis que l'autre charge une seringue de l'injection et a soin de remuer souvent cet instrument avant de l'introduire afin que la graine soit bien en suspension dans l'eau et n'oblitère pas la canule.

Le bout de la seringue placé dans la canule, nous poussons avec peu de force une quantité de liquide que nous évaluons à 10 ou 20 grammes environ. Immédiatement la ligature du bout périphérique de l'artère est exécutée, le fil qui maintient la canule enlevé, la plaie rapidement recousue et l'animal délié.

Voici les quatre expériences qui ont été faites par ce procédé :

INJECTION DE GRAINES DE TABAC DANS LA CAROTIDE GAUCHE (BOUT PÉRIPHÉRIQUE); HÉMIPLÉGIE DROITE INCOMPLÈTE; MORT EN VINGT ET UNE HEURES; RAMOLLISSEMENT PULPEUX DE L'HÉMISPHÈRE GAUCHE.

Exp. III. (31 juillet 1865) — Chien épagneul de grande taille.

A quatre heures une injection d'eau, tenant en suspension des graines de tabac, est poussée dans le bout périphérique de la carotide gauche.

Au moment même, cris, accélération des mouvements respiratoires, grand soupir. La plaie est recousue et le chien est délié; il fait alors quelques pas sans que l'on constate de paralysie; mais six minutes environ après l'injection la motilité s'affaiblit dans les membres droits, surtout dans le train postérieur. L'intelligence subsiste, le chien fait des efforts pour venir quand on l'appelle; il remue la queue en signe de connaissance.

La motilité s'éteint de plus en plus dans le côté droit, sur lequel le chien retombe constamment.

Sensibilité conservée.

Mouvements réflexes quand on lui marche sur la patte postérieure droite.

Vingt minutes environ après, évacuation d'urine et de matières fécales.

Le chien est plus prostré, mais manifeste cependant son intelligence.

Rien d'appréciable à la face; yeux non déviés; pupilles égales, contractiles.

À cinq heures le chien est laissé très-abattu, mais ayant encore de l'intelligence.

Le lendemain matin le chien est dans l'agonie, n'entend point quand on l'appelle; résolution complète des membres, coma, respiration stertoreuse. Mort à une heure et demie de l'après midi, 1er août 1865.

Autopsie à deux heures. — *Artères.* Obstruction de la cérébrale moyenne gauche par plusieurs graines de tabac; quelques-unes ont aussi pénétré dans ses branches; on peut en compter une dizaine environ.

Deux ou trois graines sont disséminées dans la cérébrale moyenne droite.

Rien dans les autres branches du cercle de Willis ni dans les vertébrales.

*Cerveau.* Ramollissement pulpeux blanc rosé occupant une grande partie de l'hémisphère gauche (partie moyenne surtout).

Les circonvolutions à ce niveau sont comme confondues les unes avec les autres.

Ce ramollissement gagne la profondeur et atteint le corps strié et la couche optique. Le corps strié est rouge et diffluent.

*Hémisphère droit.* Pas de ramollissement; non plus que dans les autres parties de l'encéphale.

L'examen microscopique montre des débris de tubes nerveux dissociés, des globules sanguins, mais pas de corps granuleux.

INJECTION DE GRAINES DE TABAC DANS LA CAROTIDE GAUCHE (BOUT PÉRIPHÉRI-
QUE); ROTATION DE GAUCHE A DROITE; DÉVIATION DES YEUX A DROITE; RA-
MOLLISSEMENT DES HÉMISPHÈRES, SURTOUT PRONONCÉ A DROITE.

Exp. IV (16 octobre 1865). — Jeune chien de taille moyenne.

A trois heures et demie nous injectons dans la carotide gauche (bout périphérique) environ 15 grammes d'eau tenant en suspension des graines de tabac. Immédiatement après l'opération, le chien est délié et nous constatons les phénomènes suivants :

Rotation de gauche à droite, l'animal exécute un mouvement de manége dans un très-petit cercle. Ce phénomène est passager et dure au plus trois minutes, après lesquelles l'animal tombe à terre. Les yeux regardent tous les deux à droite; pupille gauche très-dilatée, 7 à 8 millimètres; pupille droite contractée, 2 à 3 millimètres. L'animal pousse des cris plaintifs.

Au bout de cinq minutes environ, le chien cherchant à se relever, nous croyons remarquer que la patte droite antérieure est plus faible que la gauche; mais il ne se manifeste pas de symptômes précis d'hémiplégie.

Au bout d'un quart d'heure l'animal reste étendu à terre, et ce n'est que quand on l'excite et qu'on le remet sur ses pattes qu'il marche en chancelant; il se jette alors sur les objets qu'il rencontre en paraissant ne pas les voir.

Quatre heures. Vomissements bilieux.

L'animal tombe dans un demi-coma dont on ne peut le sortir qu'en l'excitant; il fait alors quelques pas en chancelant, il tombe tantôt d'un côté, tantôt de l'autre et pousse de temps en temps des cris de souffrance.

Battements du cœur réguliers, peut-être un peu précipités.

Cinq heures. L'animal est dans le même état; nouveaux vomissements bilieux; il continue à pousser fréquemment des cris; sa démarche est toujours chancelante; la vue paraît toujours abolie; le côté gauche semble plus faible; dans sa démarche chancelante l'animal porte la tête basse, le museau appliqué contre le sol, et à plusieurs reprises il exécute une culbute complète (ce que nous avions déjà remarqué au commencement de l'expérience.)

Sensibilité obtuse, mais conservée des deux côtés.

L'animal est laissé dans cet état; on le trouve le lendemain mort et en état de rigidité cadavérique.

Autopsie. — *Artères de la base.* Accumulation de graines de tabac dans les deux artères sylviennes également des deux côtés, environ 8 à 10 grains dans chaque.

On en retrouve aussi dans la communiquante antérieure, dans la cérébrale postérieure droite, qui contourne les pédoncules, et qui est complétement oblitérée. L'artère cérébrale postérieure gauche, au contraire, est libre et ne contient aucune graine.

*Lésions.* Le lobe moyen de chaque hémisphère présente à sa surface une coloration rosée et une diminution de consistance manifeste avec coloration grisâtre de la substance cérébrale ; ce ramollissement devient plus manifeste au niveau de la scissure interhémisphérique.

Ramollissement violacé occupant le pilier postérieur *droit* de la voûte à trois piliers ; ce pilier est pulpeux et infiltré de sang.

Les tubercules quadrijumeaux droits sont recouverts d'une bouillie gris rosé, composée du tissu cérébral ramolli, adhérant à la pie-mère, et qui n'est probablement qu'une partie du pilier réduite en bouillie et qui est restée adhérente aux tubercules quadrijumeaux. Cette bouillie est infiltrée de sang. Après son ablation, nous constatons que les tubercules quadrijumeaux sont sains.

*Corps striés.* Ramollissement rouge, légèrement pulpeux à la surface, occupant le noyau ventriculaire des deux corps striés, mais plus accusé du côté droit, où nous trouvons une partie pointillée rouge d'apoplexie capillaire. Couche optique, pédoncules, cervelet, pilier postérieur gauche sains.

INJECTION DE GRAINES DE TABAC (CAROTIDE GAUCHE, BOUT PÉRIPHÉRIQUE) ; RAMOLLISSEMENTS MULTIPLES PORTANT SURTOUT SUR L'HÉMISPHÈRE GAUCHE.

Exp. V (17 octobre). — Jeune chienne de taille moyenne. A trois heures cinq minutes, injection dans la carotide gauche, bout périphérique, d'environ 6 grammes d'eau tenant en suspension des graines de tabac ; l'injection est poussée assez violemment.

L'animal délié pousse des cris et même des hurlements de souffrance.

Faiblesse générale, légère tendance à tourner de droite à gauche autour du train postérieur.

Évacuation de selles solides.

L'animal exécute des mouvements locomoteurs réguliers, mais ne peut se tenir debout si on le soulève ; il peut cependant se soutenir sur ses pattes postérieures.

Pas d'hémiplégie notable.

Trois heures un quart. L'animal continue à pousser des cris, se dirige toujours vers la porte, se dresse contre elle et la gratte de ses pattes antérieures comme pour sortir de la chambre ; éloigné de cette porte, l'animal y retourne et exécute les mêmes mouvements. Légère tendance à tourner de *gauche à droite*, battements du cœur réguliers.

Trois heures vingt-cinq minutes. L'animal tombe dans le coma ; la sensibilité de la jambe postérieure droite paraît un peu moindre que celle de la gauche ; quand on marche dessus il ne la retire pas comme la gauche.

Cinq heures. Coma profond; battements du cœur plus faibles, mais réguliers. La résolution des membres est presque complète.

Le matin, à neuf heures, le chien est trouvé mort et encore chaud. Mort probablement à sept heures du matin environ.

Autopsie. — L'artère carotide gauche est oblitérée par un caillot noirâtre dans lequel on retrouve quelques graines de tabac.

Pie-mère injectée.

*Artères de la base.* La plus grande partie des artères du cercle de Willis contiennent des graines de tabac, mais particulièrement les deux sylviennes et surtout la gauche, où l'on retrouve une agglomération de graines au niveau de la bifurcation de l'artère.

Oblitération des communiquantes antérieures. Caillots dans les communiquantes postérieures, surtout dans la gauche qui est distendue par un caillot noirâtre.

Les deux artères cérébrales antérieures dans la partie qui longe la face supérieure des corps calleux sont obstruées par des graines de tabac rangées en série à la suite les unes des autres.

*Lésions de l'encéphale.* Ramollissement rouge de la partie moyenne de l'hémisphère gauche, s'enfonçant dans la profondeur jusqu'à la surface du ventricule ; en un point rapproché de la surface, le ramollissement devient pulpeux, piqueté de rouge, ressemblant à l'apoplexie capillaire. Pas de ramollissement dans la partie antérieure de l'hémisphère ; en arrière l'altération n'a pas une limite bien tranchée, et l'on retrouve à la partie tout à fait postérieure du lobe occipital un foyer de ramollissement blanc pulpeux de la grosseur d'une petite noisette, dont la substance s'est même répandue sur les corps quadrijumeaux auxquels elle est adhérente.

Corps striés, couches optiques, tubercules, voûte à trois piliers sains.

*Cervelet.* On constate que le *vermis inferior* est rouge, congestionné, un peu ramolli jusqu'à son centre.

Quelques points rouges d'apoplexie capillaire sur le plancher du quatrième ventricule.

*L'examen microscopique* des parties ramollies ne fait voir que des fibres nerveuses, les unes saines, les autres fragmentées et en débris. Pas de leucocytes ni de corps granuleux.

INJECTION DE GRAINES DE TABAC DANS LA CAROTIDE DROITE (BOUT PÉRIPHÉRIQUE); MOUVEMENT DE MANÉGE DE GAUCHE A DROITE; HÉMIPLÉGIE GAUCHE INCOMPLÈTE; RAMOLLISSEMENT PURULENT DE L'HÉMISPHÈRE DROIT.

Exp. VI (19 octobre). — Chienne jeune de taille moyenne. La veille nous avions cherché à lui introduire dans la carotide droite, par l'intermédiaire d'une collatérale, quelques graines de tabac, mais sans succès. Aucun accident ne se produisit; les graines n'avaient pas pénétré.

Le 19, quatre heures un quart. La plaie est rouverte et nous injectons dans le bout périphérique de la carotide droite une fort minime proportion d'eau tenant en suspension des graines de tabac un peu plus volumineuses que celles qui ont servi dans les expériences précédentes. Immédiatement, cris de l'animal qui se débat. Quand il est délié, nous remarquons les symptômes suivants : la chienne retombe sur le côté gauche et fait de violents mouvements de ses membres gauches pour se relever, puis retombe.

Remis sur ses pattes, l'animal décrit bientôt un mouvement de manége de gauche à droite et dans un petit cercle, la tête est constamment tournée à droite, les yeux regardent aussi de ce côté. Pupilles égales, contractiles.

Ces symptômes deviennent bientôt encore plus manifestes, et en quittant l'animal à cinq heures, nous constatons une *hémiplégie incomplète du côté gauche*, le mouvement de manége de gauche à droite, la déviation des yeux et de la tête à droite persistent. L'animal retombe toujours sur son côté gauche, le mouvement des pattes gauches est difficile; très-souvent il les traîne à demi, et ne pouvant alors les appliquer sur la face plantaire, il appuie la face dorsale des pattes gauches contre le sol et tombe; souvent alors les pattes gauches (surtout l'antérieure) s'écartent à angle droit et l'animal ne peut les rapprocher qu'avec difficulté. Les mouvements du côté droit paraissent normaux.

*Intelligence* conservée; l'animal cherche à se défendre et à mordre quand on veut le saisir.

On le muselle, et il cherche à enlever la muselière avec ses pattes.

*Sensibilité.* Moindre à gauche qu'à droite, mais pas éteinte.

Les cris continuent de temps en temps; mais beaucoup moins que dans les précédentes expériences.

20 octobre, dix heures et demie. L'animal est à peu près dans le même état que la veille, quoiqu'il puisse mieux se soutenir sur ses pattes gauches. Intelligence nette. Pas de coma. Le mouvement de manége, la déviation de la tête et des yeux à droite subsistent, mais le cercle du manége paraît plus grand qu'hier.

23 octobre. L'animal est resté dans le même état qui est décrit ci-dessus, marchant avec plus de facilité cependant que les jours précédents, mais conservant toujours une tendance à la rotation; il continue à paraître triste et malade; son poil est hérissé; il mange cependant un peu, boit beaucoup. Pas de perte de l'intelligence.

24 octobre. L'animal tombe dans le coma et meurt à quatre heures.

Autopsie. — *Artères cérébrales.* On retrouve trois graines de tabac dans l'artère sylvienne droite.

*Hémisphère droit.* Paraît tuméfié et s'étale quand on place le cerveau sur sa base; au toucher il est fluctuant et paraît diffluent. Une tache rouge pointillée d'apoplexie capillaire au niveau de la partie externe du lobe moyen. A la coupe on trouve toute la substance blanche du centre ovale ramollie et diffluente jusqu'au ventricule latéral. Ce foyer de ramollissement est rempli d'une substance verdâtre, un peu filante et ayant l'apparence de pus mêlé à de la substance cérébrale. L'examen microscopique y fait découvrir des débris de fibres nerveuses, des granulations graisseuses isolées et en groupe, et un grand nombre de corpuscules pyoïdes montrant l'existence d'une encéphalite qui était déjà évidente à l'œil nu.

*Corps strié.* Présente à sa partie moyenne un petit foyer de ramollissement grisâtre, diffluent, gros comme une lentille.

*Couche optique* saine.

*Hémisphère gauche* sain.

*Cervelet.* Ramollissement rouge avec quelques points d'apoplexie capillaire au niveau du vermis inférieur.

Analyse de ces expériences. — Le premier symptôme de pénétration de l'injection dans les artères cérébrales est la douleur : l'animal pousse des cris; phénomène que nous avons presque toujours remarqué et qui était même pour nous, dans nos dernières expériences, un signe de la pénétration de l'injection dans le cerveau. (Voir les exp. III, IV, V, VI et l'exp. VIII, p. 26.)

Quelquefois l'animal tomba dans la prostration et dans un demi-coma, sans que nous puissions voir de phénomènes hémiplégiques. C'était dans les cas où l'oblitération était trop générale, cas qui se rapprochaient des effets produits par la poudre de lycopode; c'est même là une des causes qui nous ont fait choisir un autre procédé expérimental, comme nous le dirons plus loin.

Cependant dans trois expériences de cette première série (III, IV, VI), nous avons observé des phénomènes qui se rapprochent de l'hémiplégie. L'hémiplégie par lésion cérébrale est un symptôme que l'on n'observe jamais que d'une manière incomplète chez les animaux. C'est ce que fait remarquer M. Vulpian (1) dans son cours, quand il dit : « Chez les animaux il est extrêmement difficile de produire « une hémiplégie *complète* par une lésion de l'encéphale, et l'on peut « même dire, d'une façon générale, que l'on ne peut y arriver. »

Mais si l'on n'observe pas l'hémiplégie complète avec flaccidité, on peut observer du moins des phénomènes qui s'en rapprochent, une faiblesse d'un côté du corps, par exemple, une diminution de la sensibilité et surtout des phénomènes de rotation. Nous avons eu, en particulier, plusieurs fois l'occasion d'observer un mouvement de manége (exp. III, IV, VII). Dans ce mouvement l'animal exécutait un cercle à diamètre plus ou moins considérable, en tournant, comme il est de règle, vers son côté non paralysé; le côté paralysé ou affaibli étant au contraire placé en dehors du cercle ; mouvement de *gauche à droite*, par exemple, si la lésion se trouve dans l'hémisphère *droit*, et le côté affaibli étant par conséquent le côté *gauche*.

Ce mouvement s'accompagne généralement d'une déviation de la tête et des yeux du côté opposé à la paralysie, les deux yeux étant tournés du côté de la lésion cérébrale. Ces phénomènes de déviation des yeux et de la tête s'observent assez fréquemment chez l'homme frappé d'hémiplégie, comme l'un de nous l'a déjà fait remarquer dans une publication précédente (2). Chez les animaux, cette déviation des yeux et de la tête accompagne ou précède la rotation; chez l'homme, ne serait-elle pas une ébauche de ce mouvement?

Puisque nous parlons maintenant des yeux, ajoutons que nous avons observé une fois une inégalité pupillaire (exp. IV) et deux fois une perte évidente de la vue, sans que nous ayons trouvé à l'autopsie, dans ce dernier cas, la raison de ce symptôme; mais nous devons dire que nous n'avons pas fait de recherches minutieuses à cet égard. (Exp. IV et VIII.)

Les animaux que nous opérions ainsi n'ont pas survécu longtemps, ils mouraient ordinairement après six à dix heures; cependant l'un d'eux (exp. VI) a survécu trois jours (cas dans lequel nous avions fait une très-faible injection).

Généralement après avoir gardé quelque temps (une heure et quel-

---

(1) *Revue des cours scientifiques*, 1865, n° 27, p. 454.
(2) *Gaz. hebdom.*, 1865, n° 41, p. 649.

quefois davantage) sa connaissance et son intelligence, car l'intelligence a toujours subsisté pendant quelque temps d'une manière manifeste, l'animal tombe, tantôt dans un demi-coma, tantôt dans un
carus complet, la respiration devient stertoreuse (exp. III) et il meurt
par asphyxie comme les apoplectiques.

Malgré le peu de temps de survie, nous avons toujours trouvé à
l'autopsie des lésions évidentes du cerveau.

En premier lieu, nous pouvions constater l'oblitération artérielle
qui dans les expériences les mieux réussies était plus limitée (ce
que nous cherchions à obtenir). L'oblitération par la graine de tabac
est en effet très-facile à constater dans les artères cérébrales, car la
couleur noire de cette graine tranche avec la couleur de la substance
nerveuse.

Très-souvent (comme chez l'homme) l'oblitération avait lieu dans
l'artère sylvienne et la graine s'arrêtait sur la partie externe de l'hémisphère à l'endroit où l'artère se subdivise. L'oblitération habituelle de l'artère sylvienne dans nos expériences est un fait curieux
à observer, d'autant plus que chez l'homme également, l'embolie se
produit très-fréquemment dans cette artère ; mais ne pouvant donner
l'explication de ce phénomène, nous nous contentons de la signaler
(exp. III, IV, V, VI, VIII et IX). Souvent il est vrai cette oblitération
existait aussi dans d'autres artères cérébrales, mais nous avons remarqué alors une plus grande quantité de graines dans l'une des
cérébrales moyennes; quelquefois même l'oblitération a été limitée
aux artères sylviennes (exp. III et VI).

Dans un seul cas (exp. IX) l'oblitération de l'artère sylvienne manquait avec un ramollissement, mais nous devons dire que ce ramollissement très-limité n'a été découvert qu'après la section du cerveau et nous n'avons pas pu déterminer exactement la branche
oblitérée qui était peut-être une branche de la sylviene. Quoi qu'il en
soit la fréquence de l'oblitération des sylviennes est manifeste dans
nos expériences et c'est là un fait assez remarquable.

Dans ces cas de mort, même rapide, nous avons toujours trouvé
une lésion de l'encéphale (1); c'était ordinairement la partie moyenne

---

(1) De riches anastomoses, pourrait-on dire, n'existent-elles pas à la
base du cerveau, et le cercle de Willis ne permet-il pas une communication très-facile entre les diverses branches qui lui donnent nais-

d'un hémisphère, quelquefois tout un hémisphère qui était ramolli , ce ramollissement pénétrant dans la profondeur et atteignant même quelquefois le ventricule et un des corps striés.

L'aspect que présentait la substance ramollie était tout à fait analogue à celui du ramollissement récent de l'homme. (Voy. pl. III, fig. 5,)

L'hémisphère était quelquefois comme tuméfié à sa surface, la substance cérébrale présentait par places des taches rouges comme ecchymotiques et souvent un pointillé d'apoplexie capillaire. Nous insisterons d'ailleurs dans un paragraphe spécial de ce mémoire, sur cette congestion tout à fait analogue à celle que l'on rencontre dans les infarctus des autres viscères et nous chercherons à nous en rendre compte.

A l'examen microscopique, ces parties frappées de ramollissement offrent aussi un aspect tout à fait analogue à celui que présente le ramollissement récent observé chez l'homme ; on voit des tubes nerveux dissociés, comme brisés, dans quelques parties de la moelle nerveuse en gouttelettes, des globules sanguins rassemblés par place; en un mot, un tissu dissocié et comme réduit en bouillie, très-comparable aux infarctus récents des viscères.

Dans une de nos expériences (exp. VI), nous avons observé un ramollissement qui contenait du pus. L'accumulation de pus autour d'infarctus du rein a aussi été observée par nous dans les expériences que nous rapporterons plus loin. Cette altération qui ne se rencontre

---

gance ? Loin de repousser ce fait, loin de le regarder comme contraire à l'opinion que nous avançons, nous dirons même qu'il en est une confirmation. En effet les oblitérations artérielles qui siégent en deçà du cercle de Willis sont beaucoup moins graves dans leurs conséquences que celles qui sont situées au delà de l'hexagone artériel. C'est pour cela que la ligature d'une carotide et même des deux carotides a pu ne pas produire de mortification du tissu encéphalique, la circulation s'étant rétablie dans le cercle de Willis par l'intermédiaire des vertébrales. Mais si l'oblitération dépasse le cercle et se fait dans une sylvienne, par exemple, le segment cérébral qui en dépend subit bientôt un trouble de nutrition et se ramollit. MM. Lancereaux (*De la thrombose et de l'embolie cérébrales*, Paris, 1862, p. 28), Hasse (p. 513) insistent tous deux sur ce fait, qui avait déjà frappé M. Ehrmann (*ouvr. cit.*, p. 63) quand il dit : « L'oblitération qui siége au delà des communicantes « rendant la circulation collatérale très-difficile devra être presque « nécessairement suivie de lésions profondes du tissu cérébral. »

pas généralement chez l'homme, doit attirer notre attention et peut être un exemple de l'inflammation consécutive et éliminatrice formée autour de parties frappées de nécrobiose.

Cette opinion, qui avait déjà été émise par M. Virchow, a été de nouveau soutenue par MM. Hasse (1), Leubuscher (2), Cohn (3) et Bergmann (4), par M. Wagner (5) qui pense de plus que les abcès métastiques ont pour cause une embolie graisseuse.

Mais M. O. Weber (6) qui insiste aussi sur la possibilité de la suppuration de certains infarctus, ne croit pas que l'opinion de M. Wagner sur les abcès métastatiques, soit aussi certaine que l'avance cet auteur.

### DEUXIÈME SÉRIE D'EXPÉRIENCES.

Voyant que la mort des chiens, que nous opérions de la façon précédente, était trop prompte, nous avons cherché à nous mettre dans des conditions un peu différentes en pensant que nous nous servions peut-être de corps étrangers trop fins, et que nous les introduisions par une pression trop forte dans les vaisseaux. En conséquence nous avons pris des graines de tabac (recueillies au Jardin des plantes) dont le diamètre était un peu plus considérable que celui des graines que nous avions employées jusqu'alors, nous avons ensuite cherché à nous mettre à l'abri de la pression causée par l'injection.

Nous avons d'abord essayé, mais sans succès, une expérience qui pourrait peut-être réussir sur un animal plus grand que le chien. Elle consistait à introduire directement dans une carotide un certain nombre de graines, par l'intermédiaire d'une collatérale, limitant par deux serres-fines la portion de l'artère carotide dans laquelle nous introduisions les graines. Cette opération est, ou le comprend,

---

(1) *Handbuch der speciellen Pathologie und Therapie.* Erlangen, 1855, *redigirt von Virchow.* Vol. IV, 1re partie, p. 516.

(2) *Die Pathologie und Therapie der Gehirnkrankheiten.* Berlin, 1854, p. 301.

(3) *Klinik der embolischen Gefässkrankheiten.* Berlin, 1860.

(4) *Die Lehre von der Fetten embolie.* Dorpat 1863.

(5) *Die capillaren Embolie mit flussigen Fett. eine Ursache der Pyaemie. Archiv. der Heilkunde,* 1862, III.

(6) *Handbuch der allgemeinen und speciellen Chirurgie, red. von Pitha und Billroth.* Erlangen, 1865, p. 98.

fort délicate et fort difficile à exécuter sur des artères aussi peu volumineuses que celles du chien. Nous espérions que, après la ligature de la collatérale et après l'ablation des deux serres-fines d'attente, le courant sanguin se rétablissant dans la carotide, entraînerait les graines de tabac et les transporterait dans les artères du cerveau; mais cette expérience (exp. VI) ne nous donna aucun résultat.

Nous pensâmes alors à faire des injections dans le bout central de la carotide, poussant l'injection dans une direction contraire à celle du courant circulatoire, la graine pouvant ainsi être portée dans les artères cérébrales par l'intermédiaire de l'autre carotide et des artères vertébrales (exp. IX, X, VIII). Nous avons aussi cherché à obtenir le même résultat par une injection poussée dans le bout central de l'artère axillaire (exp. VII), puis dans le bout central d'une crurale en poussant avec force une injection d'eau tenant en suspension une faible quantité de graines qui devaient ainsi monter jusqu'à la crosse de l'aorte et nous donner une obstruction des artères cérébrales (exp. XI).

Ce procédé d'expérimentation avait, en outre, le grand avantage de pouvoir nous donner, en même temps qu'un ramollissement cérébral, des infarctus des différents viscères, et de montrer ainsi la similitude de genèse de ces différentes lésions.

Voici ces expériences que nous analyserons ensuite :

INJECTION DE GRAINES DE TABAC DANS L'ARTÈRE AXILLAIRE GAUCHE; INFARCTUS DES REINS ET DE LA RATE; ARTÈRES OBSTRUÉES PAR DES GRAINES DE TABAC; URINE ALBUMINEUSE; MORT EN TROIS JOURS.

Exp. VII (2 novembre 1865). — Vieux chien de chasse (6 ans environ), grande taille, très-vigoureux.

A trois heures, injection, dans l'artère axillaire gauche (bout central), d'eau (20 grammes environ) tenant en suspension des graines de tabac. Malgré la force d'impulsion, il ne semble pas être pénétré beaucoup de graines, car il en reste beaucoup dans la seringue. Tristesse qui peut tenir à la plaie ; emphysème des environs de la plaie.

Pas de phénomènes de paralysie.

Les jours suivants, le chien ne présente aucun symptôme nouveau, mais continue cependant à être triste et abattu; il se soutient mal sur la jambe gauche antérieure qui a subi l'opération.

5 novembre, mort.

Autopsie. — *Cavité cranienne.* Rien d'appréciable à l'encéphale.

*Cavité thoracique.* Poumons sains.

*Cœur*. Rempli de caillots noirâtres dans lesquels on ne retrouve pas de graines de tabac, non plus que dans l'aorte thoracique.

*Foie*. Paraît sain.

*Intestin*. Pas de lésion.

*Rate.* A une de ses extrémités, tache rouge brunâtre, boursouflée, dans laquelle le tissu est ramolli (infarctus).

L'examen microscopique y montre des débris du tissu splénique mêlé de leucocytes de la rate; les éléments spléniques sont dissociés.

*Reins*. Les deux reins présentent plusieurs infarctus. Après la décortication de ces organes, ces infarctus se présentent comme des taches jaunâtres à la surface de l'organe, tranchant avec la couleur rose du rein; ils sont bien limités et leurs bords sont formés par une ligne sinueuse; on en distingue plusieurs sur chaque rein. (Voy. pl. I, fig. 2.)

A la coupe, ils se montrent jaunes dans la substance corticale, et la lésion se prolonge dans la substance médullaire sous forme de cônes dont la base est à la périphérie et le sommet vers le bassinet. Ces cônes sont rouge foncé et occupent surtout les prolongements qui, dans le rein du chien, font saillie dans le bassinet.

Les vaisseaux qui aboutissent à ces infarctus sont trouvés oblitérés très-manifestement par une ou plusieurs graines de tabac.

L'apparence que présentent ces infarctus est tout à fait type et rappelle en tous points ceux que l'on rencontre chez l'homme.

L'*urine* que contient la vessie est assez fortement albumineuse et se teint en verdâtre par l'acide nitrique (particularité d'ailleurs fréquente chez le chien, selon M. Vulpian).

La *plaie* contient beaucoup de caillots, mais pas de pus.

L'*aorte abdominale* contient quelques caillots dans lesquels on trouve quelques graines de tabac.

*Membres inférieurs* sains; pas de trace de mortification. On ne retrouve pas de graines de tabac dans les artères crurales.

L'examen microscopique des infarctus du rein montre que les tubes sont opaques; l'épithélium est plus foncé et granuleux. L'un de ces infarctus a subi un ramollissement plus considérable que les autres, et est constitué à son centre par une cavité qui logerait une petite noisette, et qui est remplie d'une boue rougeâtre. L'examen microscopique de cette boue la montre composée d'éléments rénaux dissociés. On trouve des débris de tubes fragmentés et opaques, et une foule de corps ovoïdes un peu granuleux qui paraissaient être des leucocytes; mais ils sont peu distincts et peuvent aussi être des noyaux de cellules épithéliales. A l'œil nu, la boue rougeâtre n'avait pas l'apparence du pus.

Exp. VIII (13 novembre 1865). — Jeune chienne de race lévrier,
noire, taille moyenne. A trois heures injection dans le bout central de
la carotide gauche d'eau tenant en suspension des graines de tabac.
Quelques secondes après l'animal pousse des cris et se débat; détaché,
il tombe d'abord dans un grand abattement presque comateux; il gé-
mit. Mais huit à dix minutes après ces gémissements cessent, l'animal
se lève et marche; il paraît être d'abord faible du train postérieur, mais
ces phénomènes cessent bientôt et l'animal marche librement. Pas
de tendance hémiplégique, pas de tendance à la rotation.

On s'aperçoit bientôt que l'animal a perdu la vue : il va se heurter
contre les objets qu'il rencontre sur son chemin; il n'évite pas les corps
que l'on fait passer vivement devant ses yeux. L'ouïe est conservée;
l'animal se détourne quand on fait du bruit, qu'on le siffle ou quand on
l'appelle.

Pupille gauche plus dilatée que la droite (elles sont contractiles).

L'animal bave beaucoup.

Il est laissé dans cet état à quatre heures un quart.

Le lendemain matin, à neuf ou dix heures, on le trouve mort et déjà
froid.

Autopsie. — *Cavité cranienne*. Il sort une assez grande quantité de
sang à l'ouverture du crâne.

*Artères*. Plusieurs graines de tabac se voient sur les branches qui
sillonnent les parties latérales et supérieures des hémisphères. Les
branches des sylviennes en contiennent. La sylvienne gauche est oblitérée à son point d'élection, c'est-à-dire à la partie externe de l'hémisphère à l'endroit où elle se divise.

A la base oblitération de la communiquante postérieure gauche, de la
cérébrale postérieure et d'une de ses branches. En tout 10 à 15 graines
de tabac. A la surface du cerveau, ramollissement rosé de la partie
moyenne et d'une portion de la partie postérieure du lobe gauche ; ce
ramollissement s'étend un peu dans la substance blanche, mais a une
consistance assez ferme et n'est pas encore pulpeux. Ramollissement
moins étendu de la partie moyenne de l'hémisphère droit, la base du
cerveau (corps striés, couches optiques, cervelet) n'offre pas de ramollissement.

*Cœur*. L'artère coronaire antérieure est oblitérée par plusieurs grains.
La pointe du cœur est un peu pâle. Sur une des colonnes de premier

ordre du ventricule gauche, partie supérieure, on retrouve une tache pointillée rouge (infarctus évident).

*Foie* congestionné.

*Rate.* Plusieurs infarctus rouges brunâtres et comme tuméfiés, taches pâles dans certaines places.

*Reins.* Dans chacun d'eux tache pâle de la substance corticale à limite sineuse et correspondant à des cônes injectés de la substance médullaire. L'un de ces infarctus est ramolli et presque diffluent.

*Péritoine.* Contient une assez grande quantité de sang.

*Intestin grêle.* Dans une étendue assez considérable, l'intestin est très-fortement congestionné, d'un rouge foncé, ramolli et prêt à tomber en gangrène; en un point il y a même quelques phlyctènes; on n'a pas cependant trouvé de perforation. Cette imbibition de sang et cette perte de consistance comprennent toute l'épaisseur de l'intestin.

Le mésentère adhérent à ces parties est sillonné de vaisseaux très-injectés en un point qui correspond à l'anse intestinale la plus avancée dans sa mortification; plusieurs de ces vaisseaux sont rompus et ont laissé échapper le sang qui s'est répandu dans le péritoine.

On retrouve des graines de tabac dans les artères qui correspondent aux parties mortifiées. Dans une artère qui correspond à un point non mortifié, on retrouve des grains de tabac; mais à sa circonférence cette artère est richement anastomosée avec les branches voisines, l'oblitération n'avait pas pénétré assez loin pour amener l'arrêt de la circulation qui s'est rétablie par les collatérales et a empêché la gangrène.

*Membres.* Rien.

*Aorte.* Contient quelques graines de tabac, mais pas de caillots.

INJECTION DE GRAINES DE TABAC DANS L'ARTÈRE CAROTIDE DROITE (BOUT CENTRAL); RAMOLLISSEMENT DU CERVEAU (AVEC CORPS GRANULEUX); INFARCTUS DE LA RATE, DES REINS AVEC INCRUSTATIONS DE CARBONATE DE CHAUX); RIEN A LA MOELLE; ANIMAL SACRIFIÉ AU BOUT DE DIX JOURS.

EXP. IX (31 octobre 1865). — Jeune chien lévrier, taille moyenne. A trois heures, injection dans le bout central de la carotide droite, d'environ 20 grammes d'eau tenant en suspension des graines de tabac (quantité peu considérable). Délié, l'animal ne présente pas de symptôme bien précis, sauf un peu de tristesse. De plus, il se tient un peu bossu, comme s'il souffrait des reins; ce symptôme n'a cependant pas de durée, et le chien marche bien.

A trois heures vingt minutes, le chien, sans cause appréciable, s'affaisse sur son train postérieur et tombe à terre, puis se relève, fait quelques pas dans la chambre et tombe de nouveau comme s'il éprouvait une faiblesse des membres postérieurs. Ce phénomène est passager, et bientôt le chien semble marcher comme avant l'opération, sans présenter de symptômes de paralysie appréciable. Aucun symptôme cérébral.

2 novembre. L'animal est bien portant, marche bien, pas de tristesse ; il mange et boit bien.

9 novembre. Pas de phénomène appréciable; le chien mange bien et est fort gai.

Le 10 novembre, l'animal ne présentant aucun trouble nouveau appréciable, nous le sacrifions.

AUTOPSIE. — *Abdomen. Foie* sain.

*Intestin.* Idem.

Les *reins* présentent chacun à leur surface plusieurs taches jaunâtres tranchant par leur couleur avec la coloration normale du rein. Ces taches sont limitées par des bords très-irrégulièrement sinueux. La surface du rein à ce niveau présente une dépression froncée comme un début de cicatrice. La substance qui constitue ces parties jaunes est indurée et résiste à la coupe. Ces parties correspondent à des artères oblitérées par des graines de tabac. La partie jaune n'intéresse que la substance corticale, et sa prolongation dans la substance médullaire est formée par une espèce de cône rouge foncé qui se prolonge jusqu'au bassinet (dans la partie qui fait saillie dans le bassinet).

La substance rénale qui entoure l'un de ces infarctus qui est resté jaune et dur, est constituée par une sorte de bouillie jaunâtre mêlée par places de stries rouges et de taches ecchymotiques, et qui est constituée en grande partie par du véritable pus, situé soit dans la substance corticale, soit dans la médullaire. (Voy. pl. I, fig. 1.)

L'examen microscopique des parties jaunes fait découvrir des tubes épais, noirâtres, qui contiennent pour la plupart à leur intérieur des granulations graisseuses. Dans quelques-uns même ces granulations ont atteint un très-grand volume. Les glomérules qui sont à ce niveau sont aussi infiltrés de graisse. En outre, ces tubes paraissent être d'un diamètre moins considérable que celui des tubes sains, et ils sont séparés les uns des autres par du tissu conjonctif de nouvelle formation, et qu'on ne retrouve pas dans les parties saines où les tubes se touchent presque. (Voy. pl. I, fig. 4 et 5.)

Dans la substance médullaire injectée on retrouve un grand nombre de tubes normaux ; d'autres ont subi une dégénérescence graisseuse ; d'autres enfin paraissent être imbibés de sang.

La portion suppurée contient des éléments de pus manifestes ; leucocytes et granulations pyoïdes et graisseuses.

La *rate* présente deux grandes plaques, situées à chaque extrémité de l'organe, le tissu y est induré; on remarque en outre à la surface une multitude de petits points pâles jaunâtres, disséminés surtout à la partie moyenne de l'organe et du volume de grains de millet.

Les branches terminales de l'artère splénique contiennent des grains de tabac.

Le *cerveau* présente à la partie interne du lobe postérieur gauche, près de la scissure interhémisphérique, un petit foyer de ramollissement rosé, de la grandeur d'un gros pois, dans lequel on retrouve des *corps granuleux* (Voy. pl. III, fig. 6); quelques graines de tabac sont disséminées dans les artères des méninges, mais pas dans la sylvienne. On n'a pas bien pu déterminer l'artère qui correspondait au ramollissement, le cerveau ayant été coupé.

*Moelle épinière* saine.

*N. B.* Un examen un peu plus soigné des reins nous donne les particularités suivantes :

Les parties jaunes indurées crient un peu sous le scalpel, et au microscope ces tubes sont remplis de petites granulations en masses qui semblent moins réfringentes que les granulations graisseuses. L'addition d'acide sulfurique les fait disparaître complétement, et cela se fait avec effervescence ; il se forme alors des cristaux de sulfate de chaux. (Voy. pl. I, fig. 3.) L'addition d'acide tartrique donne aussi de l'effervescence et des cristaux de tartrate de chaux.

Le même phénomène de cristallisation se produit avec l'acide acétique, on obtient de petits cristaux assez analogues à ceux de sulfate de chaux, probablement acétate de chaux.

L'addition de la soude caustique éclaircit la préparation, mais ne fait pas disparaître les granulations.

Ces granulations sont donc des dépôts de carbonate de chaux.

Les réactions ne se produisent point sur les parties saines du rein ; ces accumulations calcaires sont donc localisées dans les infarctus.

INJECTION DE GRAINES DE TABAC DANS LE BOUT CENTRAL DE LA CAROTIDE ; INFARCTUS DE PLUSIEURS VISCÈRES ; ANIMAL SACRIFIÉ APRÈS SEPT JOURS.

Exp. X. — Jeune chien de taille moyenne. Le 16 octobre nous lui avions fait dans la carotide gauche (bout périphérique) une injection d'eau tenant en suspension des graines de tabac, mais la canule s'étant bouchée, aucun effet n'avait été produit.

Le 18 octobre le chien est bien portant ; sa plaie est rouverte et nous plaçons dans le bout central de la carotide gauche une canule. Nous injectons une petite quantité d'eau tenant en suspension des graines de tabac. Le résultat immédiat que nous voulions produire (passage des graines dans l'autre carotide) fut nul, aucun symptôme cérébral ne se montra, mais l'animal parut souffrir; il n'étendait pas bien son corps et fléchissait volontiers sa colonne vertébrale, se tenant comme bossu. Ces symptômes ne durèrent cependant pas, et l'animal n'offrit pas de phénomènes bien saillants, si ce n'est de la tristesse et une apparence de malaise général que nous attribuions à sa plaie ou à des désordres viscéraux.

Il resta dans ce même état de maladie vague, sans présenter de symptômes cérébraux ni médullaires jusqu'au 23 octobre. Ce jour-là, nous le pendîmes et fîmes immédiatement l'autopsie.

*Cavité crânienne.* Rien de particulier, si ce n'est l'injection due à la pendaison.

*Cerveau.* Rien.

*Poumons.* Collapsus pulmonaire du poumon gauche.

*Cœur* sain.

*Rate* présente à chacune de ses extrémités un infarctus très-manifesté, de la grosseur d'une petite noisette environ; la substance à ce niveau est plus pâle que dans le reste de l'organe et fait une saillie. On ne trouve pas l'oblitération artérielle.

*Foie.* En plusieurs endroits taches pâles disséminées, mal limitées, et présentant à leur centre un pointillé rouge et atteignant la dimension d'environ 1 franc (infarctus probables).

*Reins.* Sont surtout remarquables; ils présentent plusieurs infarctus très-étendus, rouges au centre et entourés d'un cercle jaunâtre; la mortification s'étend dans la profondeur de l'organe, et atteint jusqu'à la substance médullaire en certains points. Les artères sont ouvertes avec soin, et l'on trouve trois petites branches qui se rendent à des portions de l'organe affectées d'infarctus, oblitérées par des graines de tabac. Ces branches secondaires ont un diamètre d'environ un tiers de millimètre.

L'examen *microscopique* montre que les parties jaunâtres sont remplies de graisse, les tubes obscurs noirâtres présentent à leur intérieur de nombreuses granulations graisseuses volumineuses qui remplissent les tubuli. Les tubuli des parties saines sont aussi examinés et présentent une toute autre apparence, on y retrouve aussi, il est vrai, de fines granulations graisseuses, qui existent souvent chez le chien à l'état normal, mais ces tubes sont transparents, on n'y retrouve pas les grosses granulations que contiennent les tubes malades; ils n'offrent en un mot rien d'analogue.

*Membres* n'offrent pas de points gangrenés.

*Intestin.* On n'y a pas retrouvé d'infarctus.

INJECTION DE GRAINES DE TABAC DANS LES CRURALES ; INFARCTUS DU FOIE, DE LA RATE, DES REINS ; GANGRÈNE DE L'INTESTIN GRÊLE ; GRAINES RETROUVÉES DANS LES BRANCHES CORRESPONDANT A CES LÉSIONS ; MORT RAPIDE.

Exp. XI (3 novembre 1865). — Chienne épagneule de taille moyenne, âgée d'environ 2 ans.

Le 3 novembre, à trois heures, injection dans l'artère crurale droite (bout central) d'eau tenant en suspension une minime proportion de graines de tabac, dans le but d'obtenir des infarctus et un ramollissement ; mais l'artère se rompit, et nous crûmes que l'expérience avait échoué.

Nous la répétons immédiatement sur la crurale gauche, accident analogue ; la canule sort de l'artère et nous avons une assez forte hémorrhagie, que nous arrêtons bientôt par la ligature de l'artère. Les plaies sont recousues, l'animal ne présente pas d'autres phénomènes que de la tristesse et de l'abattement.

Le lendemain (midi) il était mort, et l'on trouva auprès de lui du liquide sanguinolent qui prouvait une hémorrhagie.

AUTOPSIE. — *Cerveau* et *moelle épinière*, aucune lésion.

*Cavité thoracique*. Poumons sains.

*Cœur*. Caillots noirâtres dans lesquels nous ne retrouvons pas de graines de tabac.

L'*aorte* offre aussi quelques caillots peu volumineux, mais nous n'y voyons pas de graines.

*Cavité abdominale. Foie.* Présente en plusieurs endroits des taches blanchâtres, pâles, tranchant avec la rougeur du reste de l'organe, mais pas de désorganisation bien avancée du tissu de l'organe.

Dans une des branches de l'artère hépatique deux ou trois graines de tabac.

*Rate.* Plaques blanchâtres par places et taches rougeâtres comme ecchymotiques dans leur voisinage.

Dans une des branches de la splénique, plusieurs graines de tabac.

*Intestin.* Dans la cavité péritonéale on aperçoit immédiatement une espèce de magma de matières compactes, sortes de caillots mêlés à d'autres substances (matières intestinales et débris de sphacèle). En nettoyant ces caillots, il est facile de découvrir une anse intestinale qui est complétement réduite en bouillie dans une étendue de 4 à 5 centimètres, verdâtre et brunâtre, mêlée de sang, et qui offre une légère odeur de sphacèle. L'intestin est enlevé, et l'on trouve en d'autres places des altérations analogues, mais pas aussi avancées que la précédente, et caractérisées par des plaques rougeâtres de l'intestin qui a perdu à ce niveau sa consistance, et se déchire plus facilement. Ces altérations affectent plusieurs anses de l'intestin grêle, et sont séparées par des parties intestinales saines.

Le mésentère qui correspond à ces lésions est très-injecté, et sillonné de traînées rouges qui suivent le trajet des vaisseaux. A ce niveau le tissu est notablement épaissi.

Plusieurs petites branches de la mésentérique sont ouvertes (celles qui correspondent à ces lésions nécrobiotiques), nous retrouvons dans presque toutes des graines de tabac, et surtout dans celles qui se trouvent au niveau de l'anse intestinale mortifiée.

*Reins.* Leur surface présente des taches sales et des portions injectées et ramollies. A l'extrémité de l'un d'eux en particulier on retrouve une partie ramollie et presque réduite en bouillie brun rougeâtre, infiltrée de sang. Les branches de l'artère rénale ouvertes montrent des obstructions par des graines de tabac dans les branches qui correspondent à ces infarctus hémorrhagiques. Les branches qui correspondent aux parties saines du rein sont, au contraire, parfaitement libres d'oblitération.

### ANALYSE DE CES EXPÉRIENCES.

Rarement, comme on peut le voir par la lecture de ces expériences, nous avons pu obtenir l'oblitération des artères cérébrales, l'injection se portait dans l'aorte descendante, et ne donnait lieu qu'à des infarctus des viscères abdominaux. Cependant deux fois (exp. VIII, IX) nous avons été assez heureux pour obtenir cette simultanéité de lésions. Cette preuve nous suffit pleinement, et les autres expériences nous ont permis d'étudier la formation des infarctus viscéraux et de la comparer à celle du ramollissement cérébral (1).

Quand l'injection était faible, les symptômes immédiats observés étaient fort peu sensibles, et les lésions anatomiques se sont bornées souvent dans ces cas à des infarctus des reins; quelquefois l'animal semblait éprouver dans les premières heures des douleurs dans la région lombaire; deux fois nous avons remarqué qu'il se tenait comme bossu, était triste et semblait souffrir en marchant (exp. IX, X). Pouvait-on attribuer cette attitude et cette tristesse à des lésions viscérales, ou étaient-elles le résultat de l'opération et de la souffrance causée par les liens constricteurs employés pour le maintenir? C'est ce que nous ne pouvons décider.

Dans plusieurs cas, les accidents furent plus considérables, l'ani-

---

(1) **Voy.** dans la seconde partie de ce travail des expériences analogues que nous avons faites depuis.

mal se débattit, poussa des cris, tomba bientôt dans l'abattement et mourut; il existait alors des lésions viscérales graves, comme nous le vîmes à l'autopsie.

L'albuminurie a été signalée comme un résultat des infarctus des reins; nous n'avons pas fait pendant la vie des recherches à cet égard; mais dans une autopsie faite (exp. VII) dix heures environ après la mort, l'urine contenue dans la vessie était très-albumineuse. Il est vrai que la constatation *post mortem* d'urines albumineuses n'offre pas autant de valeur que si ce symptôme avait été signalé pendant la vie.

Quant aux lésions que nous avons trouvées à l'autopsie, elles sont variées, mais dans tous les cas nous avons retrouvé des infarctus de la rate et des reins, ce qui explique la fréquence de cette lésion chez l'homme par rapport aux autres organes.

Passons en revue ces lésions trouvées dans les divers organes.

Cerveau. — Dans les cinq expériences de cette deuxième série, deux fois seulement des graines de tabac ont pénétré dans les artères cérébrales et ont déterminé le ramollissement du cerveau. Dans l'expérience VIII, la mort a été rapide; le ramollissement était rosé, la substance cérébrale encore assez consistante. Les lésions présentaient, en un mot, une parfaite identité avec celles que nous avons observées après l'injection de graines de tabac dans le bout périphérique d'une carotide quand la mort était rapide. Dans l'expérience IX, nous avons obtenu ce que nous recherchions; l'animal a survécu à l'expérience, et nous l'avons sacrifié au bout de dix jours; chez cet animal existait un foyer de ramollissement rouge framboisé, dans lequel on retrouvait une grande quantité de granulations graisseuses et de corps granuleux.

Cœur. — Dans un cas (exp. VIII) nous avons trouvé l'artère coronaire antérieure oblitérée par des graines de tabac, et sur une des colonnes charnues du ventricule gauche se trouvait une tache rosée, comme ecchymotique (infarctus). Les fibres musculaires ne nous ont pas paru altérées à ce niveau, la lésion était d'ailleurs très-légère. La pointe du cœur était un peu pâle. Des altérations analogues ont déjà été signalées par M. Panum (1) ainsi que par M. O. Weber (2) à la suite

---

(1) *Ouvr. cit.*, p. 89 et 99, exp. I et V.
(2) *Ouvr. cit.*, p. 86 et suiv.

d'injections de pus dans les veines. Le pus, d'après cet auteur, pourrait passer à travers les capillaires pulmonaires dans les veines pulmonaires, et de là être lancé dans la circulation artérielle et y amener des coagulations et des phénomènes métastatiques; opinion qui
a déjà été avancée par A. Schmidt (1) et par quelques autres auteurs.

Foie. —Nous y avons rencontré aussi quelques exemples d'infarctus mais à un degré peu avancé; ils étaient caractérisés par des taches
pâles présentant par places et à leur circonférence un pointillé rouge.
L'organe était dans ces cas assez généralement congestionné. Nous
avons retrouvé des oblitérations dans les branches de l'artère hépatique (exp. X, XI).

Rate. — Dans presque toutes nos expériences la rate nous a présenté
un ou plusieurs infarctus. Quand la mort était survenue promptement les infarctus étaient formés par des taches de coloration rouge
brunâtre, faisant saillie à la surface de l'organe et présentant des
bords nettement limités (Voy. pl. II, fig. 9); à la coupe, la substance
splénique offrait un ramollissement manifeste (exp. VII, VIII, X, XI).

Nous avons retrouvé chaque fois que nous l'avons recherché les
branches des artères spléniques correspondant à ces parties oblitérées par des graines.

L'examen microscopique des lésions de la rate est très-difficile vu
le peu de consistance de l'organe et vu la forme peu déterminée de
ses éléments, aussi ne nous a-t-il rien fourni d'intéressant à signaler.

Quand la lésion était plus ancienne (exp. IX) les parties frappées
d'infarctus étaient plus blanches, plus indurées, et présentaient même
une certaine rétraction.

Intestin. — Deux fois nous avons pu observer une gangrène de
l'intestin grêle très-étendue dans un cas (exp. VIII) et assez avancée dans un autre (exp. XI) pour avoir causé la perforation de
l'organe. Dans l'expérience VIII l'intestin rouge brunâtre offrait un
tissu mou, facile à déchirer; tout indiquait une gangrène imminente.
Dans ces deux cas le péritoine contenait du sang et du putrilage, les
vaisseaux mésentériques très-visibles étaient très-injectés et avaient
même laissé transsuder par places du sang qui formait des caillots
allongés accumulés le long de ces vaisseaux. C'était évidemment là

---

(1) Dubois und Reichert's, Archiv., 1861.

la cause de l'hémorrhagie péritonéale. Cette gangrène a été très-probablement la cause de la mort dans ces deux expériences.

Membres. — Nous n'avons point eu de cas de gangrène des membres.

. Moelle épinière. — Le plus souvent aucun symptôme médullaire ne s'étant manifesté pendant la vie, nous avons négligé d'ouvrir le canal rachidien, opération longue et difficile.

Cependant dans un cas (exp. IX) où l'animal avait présenté au début quelques symptômes de paraplégie peu précis, pouvant peut-être se rapprocher de la claudication intermittente, nous avons examiné la moelle qui était parfaitement saine. En se reportant à l'observation II, on verra que nous avions observé chez un lapin un ramollissement peu certain il est vrai de la moelle. M. Panum en cite d'ailleurs plusieurs exemples, et M. Vulpian (1) a eu l'occasion d'en observer un chez un chien mort vingt heures après une injection chargée de poudre de lycopode faite dans le bout central de l'artère crurale.

Reins. — Ce sont ces organes qui nous ont donné les lésions les plus remarquables et les plus fréquentes ; car dans toutes les expériences de cette seconde série les reins présentaient des infarctus.

Nous devons d'abord dire que dans tous les cas nous avons trouvé une oblitération de l'artériole correspondant à l'infarctus. Quand la proportion des graines qui avaient pénétré dans ces artérioles était peu considérable, nous n'en avons pas trouvé dans les grosses branches de l'artère rénale, mais elles avaient été se loger dans les petits rameaux et ordinairement à l'endroit où ces rameaux pénètrent dans la substance corticale.

Le moyen le plus simple de trouver l'oblitération est de faire d'abord une coupe de l'organe de manière à le diviser en deux moitiés et à couvrir le bassinet; cela fait, la portion de l'organe qui fait saillie dans le bassinet est sectionnée, ainsi que les calices, ce qui permet alors de découvrir l'artère, de suivre son trajet, de la disséquer et de l'ouvrir.

Les graines de tabac sont quelquefois visibles par transparence ; mais quand elles sont logées dans de petites branches il faut une certaine habitude pour les découvrir. Au début de nos recherches nous avions quelquefois une assez grande difficulté à retrouver l'oblitéra-

_______________

(1) *Ouvr. cit.*, p. 13.

tion, mais dans nos dernières expériences en suivant le procédé que nous indiquons ci-dessus, nous y arrivions facilement. C'est là un fait sur lequel nous devons attirer l'attention et qui démontre que la recherche d'une oblitération artérielle n'est pas toujours une chose très-simple et que souvent l'oblitération peut échapper si la recherche n'est pas minutieuse. Bien des cas pathologiques doivent donc par analogie être rapprochés de ceux dans lesquels l'oblitération vasculaire a été démontrée; lors même que l'oblitération n'y a pas été trouvée, car elle peut quelquefois échapper même à un œil exercé.

Les infarctus des reins sont surtout manifestes quand on décortique l'organe. Ce soin préalable est nécessaire; quoique la lésion apparaisse déjà par transparence au travers de la capsule de Glisson.

Quand la mort de l'animal est survenue peu de temps après l'injection, nous avons trouvé sur l'organe décortiqué des taches pâles, présentant des bords sinueux et entourées de parties fortement congestionnées. Quelquefois au centre de la partie se trouvait un piqueté de congestion. A la coupe la substance rénale offrait au niveau des infarctus une consistance moindre que dans les autres parties de l'organe et même était quelquefois réduite en une sorte de bouillie; on voyait en outre à la coupe les pyramides correspondant à la partie anémiée de la substance corticale, très-fortement injectées et formant des cônes rouges dont la base se dirigeait vers la surface et le sommet vers le bassinet.

L'examen microscopique de ces infarctus récents nous y fit voir des débris de tubes rénaux mélangés de globules sanguins; les tubes ne présentaient pas un nombre de granulations graisseuses plus considérable que ceux du reste de l'organe. Nous trouvions quelquefois quelques tubes isolés remplis de granulations graisseuses; mais chez le chien cette particularité se retrouve même à l'état sain et ces tubes gras isolés se retrouvaient aussi bien dans la partie saine que dans la partie malade de l'organe.

Quand l'animal survécut plus d'un jour, les altérations rénales devenaient bien plus manifestes. La surface de l'infarctus, au lieu d'être plutôt saillante comme dans le premier cas, était effacée, quelquefois même légèrement excavée, comme si l'organe avait subi un certain degré de rétraction à ce niveau, ce qui se montra surtout évident chez le chien que nous gardâmes dix jours vivant après l'opération (exp. IX). La surface de l'infarctus était alors plus pâle encore que dans les premiers cas et avait pris une coloration jaunâtre qui tranchait avec la couleur du reste de l'organe. A la coupe on retrouvait encore les cônes injectés entourant l'artère oblitérée.

A l'examen microscopique les tubes étaient opaques, souvent dissociés et remplis de granulations (exp. VII, X). Nous les avions considérées comme graisseuses, mais nous n'avions pas, il est vrai, fait les mêmes recherches que pour les infarctus rénaux obtenus dans l'expérience IX, en sorte que ces granulations pourraient bien n'être pas graisseuses, mais calcaires comme dans l'expérience IX. Nous ne pouvons rien dire de précis à cet égard, car quand nous avons découvert l'incrustation des tubes de l'expérience IX, les reins de nos précédentes expériences avaient macéré dans l'acide chromique et étaient altérés, ce qui ne nous a pas permis d'en faire un examen complet.

L'expérience IX nous a présenté, comme nous le disons, une altération assez remarquable, dont nous avons entretenu la Société de biologie dans une précédente communication. La surface de ces infarctus était rétractée, formée d'un tissu dur, criant un peu sous le scalpel ; cette partie indurée ne se prolongeait pas en profondeur au delà de la substance corticale. L'examen microscopique de ces parties montrait que les taches et les glomérules étaient remplis de granulations moléculaires demi-transparentes, ou quelquefois de masses amorphes demi-transparentes aussi, dont la réfringence était moindre que celle de la graisse.

En les traitant par la soude caustique, elles ne subissaient aucune modification, ce qui prouvait qu'il ne s'agissait pas de fibrine en voie de régression. En les traitant par des acides, il se produisait une effervescence, les granulations disparaissaient et il se formait de nombreux cristaux de *sulfate*, de *tartrate*, d'*acétate* de chaux, selon que nous avions employé de l'*acide sulfurique*, de l'*acide tartrique* ou de l'*acide acétique* pour déplacer l'acide carbonique. Ces granulations étaient donc composées par du *carbonate de chaux*.

L'incrustation de sels calcaires dans d'anciens infarctus a déjà été remarquée et nous avons nous-même eu deux occasions d'en observer à la Salpêtrière depuis notre expérience ; nous avons d'ailleurs présenté tout dernièrement à la Société de biologie une note relative à l'un de ces deux cas. (Voy. pl. I, fig. 6 et 7.) Mais d'habitude cette altération se rencontre dans les infarctus déjà anciens, et il est assez remarquable dans notre expérience de la trouver dix jours après la production de l'infarctus.

Nous avons trouvé quelquefois des infarctus dans lesquels le tissu rénal était transformé en une bouillie rougeâtre (exp. VII, VIII, XI), on retrouvait à l'examen microscopique dans la plupart de ces cas des débris de tubes, des globules sanguins et des globules pyoïdes. Enfin, dans une de nos expériences (IX), dans laquelle le chien avait survécu dix jours, le foyer contenait du véritable pus. Nous pouvons rapprocher ce fait de l'expérience VI dans laquelle nous avons eu un ramollissement cérébral purulent et nous avons insisté à ce sujet sur la suppuration possible des infarctus, signalée par plusieurs auteurs dans leurs expériences, et que l'on a si rarement, si ce n'est jamais, l'occasion d'observer chez l'homme.

## APPENDICE A LA PARTIE PHYSIOLOGIQUE.

### DE LA CONGESTION QUI ACCOMPAGNE LES INFARCTUS.

Dans les expériences que nous venons de rapporter, notre attention a été vivement appelée sur les phénomènes congestifs qui se produisent consécutivement aux oblitérations artérielles, et qui se sont montrés à nous avec la plus grande netteté.

On admet généralement que lorsqu'une branche artérielle vient à être oblitérée, la partie à laquelle elle se distribue s'anémie et présente par places un piqueté hémorrhagique semblable à de l'apoplexie capillaire, tandis que tout autour s'établit une forte congestion.

Occupons-nous d'abord de cette congestion périphérique. Elle s'établit en très peu de temps; chez des chiens qui avaient succombé quatre ou cinq heures après l'opération, elle était déjà intense, existait dans les deux substances du rein (1), et s'accompagnait de tuméfaction.

Lorsque les chiens survivent plus longtemps, cinq ou six jours

---

(1) Nous avons pris le rein comme type de ces phénomènes, parce qu'ils s'y présentent plus nettement que partout ailleurs. Il nous semble permis de penser que les troubles circulatoires consécutifs à une oblitération artérielle sont analogues dans les autres organes et dans le cerveau en particulier; nous croyons donc ne pas nous être trop éloignés de notre sujet.

par exemple, la congestion disparaît d'abord dans la substance corticale ; elle persiste plus longtemps dans la substance médullaire, où elle se présente sous la forme d'un cône vineux qui entoure l'artère oblitérée.

Dans un cas seulement (exp. IX), dix jours après l'opération, un infarctus présentait à sa périphérie une injection considérable avec tuméfaction des deux substances ; mais il s'était formé du pus autour de l'infarctus, et cette congestion était évidemment inflammatoire.

Doit-on considérer aussi la congestion qui se fait au début comme un phénomène inflammatoire, vital, dépendant d'une action vaso-motrice, ou bien n'est-ce qu'un résultat mécanique de l'oblitération artérielle?

Telles sont, en effet, les deux théories que l'on trouve exposées par les auteurs qui se sont occupés de ce sujet. Ainsi Rokitansky attribue la congestion périphérique, ainsi que l'injection de l'infarctus lui-même, à une fluxion collatérale, tandis qu'Oppolzer y voit un processus inflammatoire.

Mais ces auteurs n'ont pas, que nous sachions, appuyé leurs assertions par des expériences ni par des observations bien concluantes. La théorie de la congestion inflammatoire est fondée sur une analogie entre les parties frappées de nécrobiose et les eschares, et la congestion est assimilée à l'inflammation éliminatrice.

Rokitansky et les auteurs qui admettent la théorie mécanique disent simplement que le sang, ne pouvant plus passer par l'artère oblitérée, fait effort contre les parois de l'artère, dilate les collatérales et se distribue en plus grande abondance au réseau capillaire où elles se terminent, d'où la congestion.

Dans un ouvrage récent, où les phénomènes de la circulation sont étudiés avec soin, M. Weber (1) établit : 1° que lorsqu'une artère est oblitérée, la pression au niveau de la ligature augmente et devient égale à la pression qui existe à l'origine de l'artère ; 2° que lorsqu'un certain nombre de capillaires sont oblitérés, la pression augmente dans l'artère qui s'y distribue et dans les capillaires qui sont restés perméables.

Tels sont aussi les résultats auxquels nous étions arrivés ; mais M. Weber ne cite pas d'expériences, ne donne pas d'explication méca-

---

(1) (*Loc. cit.*)

nique qui nous aient paru tout à fait satisfaisantes. Aussi la lecture de son article ne nous a pas empêché de publier les recherches qui nous avaient conduit aux mêmes conclusions.

Rappelons d'abord deux théorèmes d'hydrodynamique sur lesquels repose l'explication des faits que nous allons démontrer expérimentalement :

1° Lorsqu'un tube reçoit à l'une de ses extrémités un liquide à une certaine pression et le laisse échapper librement par l'autre extrémité, la pression diminue d'un bout à l'autre du tube, suivant une progression arithmétique.

Ce théorème est applicable assez exactement au système artériel; la tension du sang dans les veines étant relativement très-faible, on peut considérer que tout se passe comme si le sang s'échappait librement par les capillaires. (Voy. Marey, *Physiolog. méd. de la circ. du sang*, p. 145, Paris, 1863.)

Nous insistons sur ce théorème, parce que nous verrons tout à l'heure que si, comme l'avait avancé M. Poiseuille (1), la pression était la même dans toutes les parties du système artériel, on devrait conclure que la ligature d'un tronc n'augmente pas la pression en amont de la ligature.

2° Si l'on rétrécit, dans une partie de son trajet, un tube dans lequel circule un liquide, la pression augmente en amont du rétrécissement.

Soit maintenant un tube élastique en caoutchouc AB divisé en B en quatre branches, dont deux plus volumineuses BC et BD qui se bifurquent toutes deux en C et en D.

Un liquide est poussé en A au moyen d'un irrigateur.

Si le liquide s'écoule librement par toutes les branches, la pression

---

(1) *Recherches sur la force du cœur aortique*. M. Poiseuille rapporte, entre autres, l'expérience suivante : Si l'on adapte un manomètre à la carotide près de son origine, et un autre manomètre dans une petite collatérale de l'artère fémorale, on constate une tension identique des deux côtés; d'où M. Poiseuille conclut que *la force avec laquelle se meut une molécule de sang dans tout le trajet du système artériel aortique est exactement la même en quelque point de ce trajet qu'on la considère.* Ce résultat était inexact, ainsi qu'on peut s'en assurer au moyen d'un manomètre différentiel communiquant avec deux artères inégalement distantes du cœur. (Voy. Marey, p. 145.)

diminuera progressivement d'un bout à l'autre du tube, de telle sorte
que si nous représentons la pression en A par P, la pression en B par
P′, la pression en D et en C par P″, nous aurons P > P′ > P″. Si main-

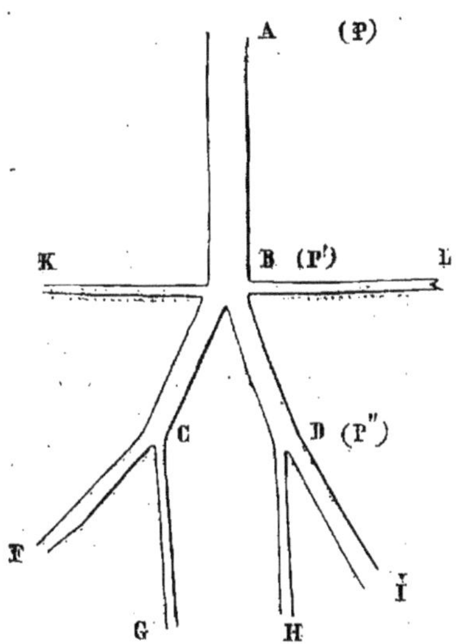


tenant nous fermons l'orifice I, la pression augmentera dans tout le
système, comme on peut le voir au moyen d'un manomètre placé à
l'une quelconque des extrémités FGH; seulement l'augmentation sera
beaucoup plus considérable dans la branche collatérale DH.

Notons que cette augmentation de pression n'est pas momentanée;
elle persiste tant qu'on tient fermé l'orifice I.

Voici, selon nous, quelle en est l'explication mécanique :

Un manomètre étant placé à l'extrémité H, le liquide contenu dans
la branche DH est immobile et transmet au manomètre une pression
égale à P″. Si nous fermons l'orifice I, le liquide se trouvera immobi-
lisé dans toute l'étendue de la branche BI; la pression se transmet-
tra dans tous les sens également, suivant les lois de l'hydrostatique.

La pression en D sera donc égale à P′; elle aura donc augmenté
de P′ − P″.

On peut s'assurer, au moyen d'un manomètre différentiel formé
d'un tube en U à demi rempli de mercure et adapté par ses deux extrémités aux branches DH et BL, que quand l'orifice I est ouvert, la

pression est plus considérable en B, et que l'équilibre se rétablit quand on suspend l'écoulement du liquide en I.

Nous avons dit tout à l'heure que quand on fermait l'orifice I, la pression en D devenait égale à P'; ce n'est pas tout à fait exact, elle est supérieure, car la pression a augmenté dans tout l'appareil; la pression en B est devenue plus grande que P'.

Cette augmentation s'explique aisément par le second des deux théorèmes que nous avons énoncés plus haut : qu'on rétrécisse un tube ou qu'on oblitère l'une de ses divisions, on doit produire dans les deux cas une augmentation de pression au-dessus de l'obstacle.

Pour rendre l'expérience plus évidente, nous avons adapté en outre un manomètre différentiel aux extrémités G et H; si l'on ferme l'orifice I, le manomètre indique un excès de pression en H, et réciproquement, si l'on ferme l'orifice F, il y aura excès de pression en G.

Il nous semble donc résulter de tout ce qui précède que lorsqu'une artère est oblitérée et le sang qu'elle contient à peu près immobile, la pression doit devenir sensiblement égale dans toute la partie de l'artère comprise entre son origine et le point où elle est oblitérée; il y a donc, relativement à l'état normal, une augmentation de pression d'autant plus grande qu'on se rapproche de l'oblitération, conséquemment il doit se faire, par les seules lois de la mécanique, une fluxion collatérale, dans les petites branches qui naissent au voisinage de l'oblitération. Mais cette fluxion est-elle assez énergique pour qu'on soit en droit de lui attribuer cette congestion intense que l'on observe autour des infarctus? Ce qu'on ne peut nier, c'est qu'elle ait une certaine part dans la production de ce phénomène.

D'autre part on sait, et nous en avons la preuve dans deux de nos expériences (Exp. VI, IX), qu'une inflammation consécutive peut s'établir autour des parties frappées de nécrobiose; nous sommes donc autorisés à conclure que chacune des théories est applicable à un certain nombre de faits; nous pensons que la théorie mécanique doit expliquer la congestion qui s'établit au début et qui disparaît quand les voies collatérales sont suffisamment dilatées.

Cette dilatation des collatérales, de même que celle qu'on observe après les ligatures artérielles, nous paraît aussi devoir trouver son explication dans l'augmentation de pression dont nous venons d'indiquer les causes.

Nous n'avons que peu de chose à ajouter à propos de la congestion et du piqueté hémorrhagique qui s'établit dans l'épaisseur même de l'infarctus; phénomènes qui présentent encore une grande obscurité.

Nous sommes disposés à adopter les opinions que M. Lancereaux a développées dans sa thèse (p. 21), et à attribuer à l'altération du tissu les dilatations et les ruptures des capillaires dont les parois malades ne peuvent plus résister à la faible pression du sang contenu dans les veines, et qui est alors animé d'un mouvement rétrograde.

Ce sont d'ailleurs les opinions de MM. Virchow et Cohn (1).

Quoi qu'il en soit, il se rencontre dans bien des cas des phénomènes fort difficiles à interpréter. Comment expliquer la tuméfaction qui se produit dans les points correspondants aux artères oblitérées, tuméfaction si remarquable dans la rate?

Cette tuméfaction s'est montrée à nous avec la plus grande évidence dans une expérience que nous avons faite dernièrement; nous avons ouvert l'abdomen d'un chien, de façon à avoir sous les yeux les viscères abdominaux, puis nous avons injecté de la graine de tabac par le bout central d'une crurale. Au bout d'une minute environ, une plaque saillante s'est produite à la surface de la rate, et s'est rapidement agrandie, de façon à présenter l'étendue d'une pièce de deux francs; ses bords étaient saillants comme ceux d'un érysipèle.

Cette plaque présentait la même coloration que le reste de l'organe. Nous avons pu nous assurer que la branche artérielle correspondante était oblitérée. Sur les reins, des plaques ecchymotiques se sont produites çà et là; mais il nous est difficile de préciser si c'était dans les parties alimentées par l'artère oblitérée, ou dans les parties immédiatement voisines.

Nous avons rapporté ces faits qui nous paraissent intéressants, mais il nous semble impossible d'en donner une explication rationnelle dans l'état actuel de la science.

---

(1) Tous les auteurs ne sont pas d'accord sur la fréquence de cette hyperémie. Ainsi Beckmann (ARCHIV. VON VIRCHOW, XX, p. 217) avance que dans les infarctus viscéraux il se produit d'abord de la pâleur qui peut être remplacée plus tard par une hyperémie due à la fluxion collatérale; tandis que Rokitansky et Cohn établissent que l'infarctus débute constamment par de la congestion.

## CONCLUSIONS.

L'étude que nous venons de faire, l'analyse de nos expériences nous amène donc à dire : 1° que l'injection de poudres fines telles, par exemple, que la poudre de lycopode, amène une mort prompte, une apoplexie subite et que l'autopsie ne révèle généralement pas de lésions appréciables, de ramollissement, voulons-nous dire ; 2° que dans le cas d'injection de corps plus volumineux, au contraire, la mort se faisant attendre plus longtemps, on peut observer des lésions bien nettes ; et soit dans l'encéphale, soit dans les organes abdominaux, ces lésions peuvent se rapprocher, s'identifier même à celles que l'on rencontre chez l'homme ; 3° que consécutivement aux oblitérations artérielles il se produit habituellement de l'hyperémie et de la tuméfaction, phénomènes qui pourraient être pris pour un processus inflammatoire, et qui cependant sont d'une toute autre nature quelle qu'en soit l'explication mécanique.

# DEUXIÈME PARTIE.

Dans cette seconde partie, nous nous occuperons de l'analyse de nos observations. Une première section sera consacrée à l'étude des lésions anatomiques et de la nature du ramollissement ; dans une seconde section nous traiterons de quelques symptômes du ramollissement sur lesquels nos observations et nos expériences ont paru jeter quelque lumière.

## SECTION I. — ANATOMIE PATHOLOGIQUE ET NATURE.

### CHAPITRE I.

#### RAMOLLISSEMENTS PAR OBLITÉRATION ARTÉRIELLE CONSTATÉE.

Nous pensons que le meilleur moyen de décrire le ramollissement cérébral et d'arriver à la connaissance de sa nature est de commencer par l'analyse des observations dans lesquelles l'oblitération artérielle a été constatée à l'autopsie, faits qui peuvent s'identifier avec les ramollissements cérébraux que nous avons obtenus expérimentalement sur des animaux.

Ces observations nous fourniront une base certaine sur laquelle nous pourrons nous appuyer pour étudier les autres faits que nous possédons.

Ces observations sont au nombre de 14 ; elles nous fournissent des exemples de ramollissements cérébraux par obstruction artérielle, à des degrés d'ancienneté fort différents ; aussi nous permettent-elles de suivre ce processus dans tout son développement : souvent, sur le même sujet, se trouvent réunis plusieurs ramollissements d'époques différentes, qui ne sont, comme les infarctus des viscères, que les preuves de la persistance d'une même cause qui a pu produire ces ramollissements successifs et ces infarctus.

### § I. — Ramollissements récents.

Dans les cas où la mort est survenue promptement, nous retrouvons à l'autopsie un ramollissement qui répond à la description que les auteurs ont donnée du ramollissement cérébral récent. L'hémisphère cérébral où siége l'altération, si cette altération est étendue, s'affaisse sur lui-même et présente même quelquefois comme une demi-fluctuation ; les circonvolutions sont déprimées et les anfractuosités moins marquées et moins profondes qu'à l'état normal. A la coupe les portions ramollies offrent généralement l'aspect d'une pulpe diffluente, facilement entraînée par le lavage et présentant très-habituellement une coloration rosée et même vineuse, comme ecchymotique et pointillée d'apoplexie capillaire.

Nous avons déjà parlé (*première partie, Appendice*) de cette coloration rouge répandue généralement dans le ramollissement cérébral comme dans les infarctus ; aussi n'insisterons-nous pas ici sur ce phénomène.

A l'examen microscopique on aperçoit seulement une dissociation des éléments nerveux ; on retrouve des débris de tubes nerveux, du sang extravasé, de la moelle nerveuse en gouttelettes, mais généralement pas encore de corps granuleux bien nets. On trouve, de plus, certaines altérations des capillaires sur lesquelles nous reviendrons plus loin.

Nous pouvons donner comme exemples de ces ramollissements récents par oblitération certaine les observations suivantes, qui offrent une identité remarquable avec nos expériences d'injection de graines de tabac. Deux d'entre elles présentent des infarctus viscéraux, ce qui complète encore l'analogie.

ATTAQUE APOPLECTIQUE (MORT APRÈS DEUX JOURS ET DEMI); HÉMIPLÉGIE GAUCHE; DÉVIATION DES YEUX A DROITE; RAMOLLISSEMENTS RÉCENTS (A DROITE), ANCIENS (A GAUCHE); OBLITÉRATION DE LA CÉRÉBRALE MOYENNE DROITE; AORTE ATHÉ-ROMATEUSE.

Obs. I.—F... (Marie), 84 ans, entre le 31 décembre 1864, salle Saint-Mathieu, 10, infirmerie de la Salpêtrière, service de M. Vulpian. Meurt le 17 février 1865.

Cette femme, qui est déjà venue plusieurs fois à l'infirmerie pour des bronchites, présente un emphysème pulmonaire très-considérable avec complication de bronchite aiguë. Accès violents de dyspnée.

*Cœur.* Rien; pouls petit, fréquent, 100 pulsations. Elle ne signale aucune hémiplégie ancienne.

Le 15 février 1865, la malade, qui avait bien dormi pendant toute la nuit, se plaint ce matin, à huit heures et demie, de ressentir des étourdissements; elle dit qu'elle *ne voit pas clair et qu'elle n'a pas de raison.* Elle n'a pu manger ce matin. On ne constate rien de particulier; pas de paralysie.

A neuf heures, attaque apoplectique. Hémiplégie gauche.

*Tête* penchée du côté gauche.

*Face* déviée à droite. Paralysie du buccinateur gauche. Langue très-embarrassée. On comprend à peine ce qu'elle dit. Elle ne peut tirer la langue.

Les *yeux* sont tous les deux portés à droite, et ce n'est qu'à grand'-peine qu'elle les tourne un peu du côté gauche, les pupilles ne dépassant pas le milieu des ouvertures palpébrales. Pupilles égales.

*Membres gauches.* Motilité presque complétement détruite; le bras soulevé retombe inerte. Elle remue cependant très-légèrement quand on la pince (peut-être action réflexe).

*Sensibilité* très-obtuse.

*Intelligence* diminuée; la malade comprend cependant ce qu'on lui dit et cherche à y répondre.

*Urines* non albumineuses.

16 février. L'état s'aggrave, la déviation oculaire subsiste. L'intelligence est cependant encore conservée.

17 février. Résolution générale. Coma. Les yeux ne sont plus déviés. Pupilles un peu contractées, égales. *Urines* non albumineuses. Mouvements réflexes des deux bras, les épaules se soulèvent quand on pince la peau de l'avant-bras gauche. Mort à dix heures du matin.

Autopsie. — 18 février. — *Cavité crânienne. Artères cérébrales.* Artère basilaire saine, à peine athéromateuse. Terminaison des carotides internes très-athéromateuse. Artère cérébrale moyenne droite oblitérée par un caillot grisâtre, un peu grenu et adhérent à la paroi. Rien de semblable dans l'artère cérébrale moyenne gauche.

*Hémisphère droit.* Lobés moyen et postérieur ramollis superficiellement au niveau de leurs faces latérales. A la coupe on constate un ramollissement pulpeux du tiers postérieur de l'hémisphère. Le corps strié offre un ramollissement récent s'étendant jusqu'à la partie externe de la couche optique qui est saine, et passant au-dessous d'elle.

*Hémisphère gauche* présente aussi un ramollissement superficiel récent siégeant en arrière de la scissure de Sylvius. Sur le lobe postérieur à l'union des trois quarts antérieurs avec le quart postérieur de cet hémisphère, on trouve quelques circonvolutions détruites par un ancien ramollissement; il y a là une cavité arrondie de 3 centimètres environ de circonférence, dont les parois sont revêtues par des membranes affaissées de teinte grisâtre, et l'on aperçoit en certains points au fond de la cavité la substance blanche à nu. Au niveau de la partie ramollie récemment, dans ce même hémisphère gauche, existent plusieurs petits foyers d'apoplexie capillaire siégeant principalement dans la substance grise au voisinage de la substance blanche.

*Corps strié gauche.* Pas de ramollissement. Petite lacune dans le noyau lenticulaire. Couche optique saine.

Rien dans les pédoncules, les tubercules quadrijumeaux, la protubérance, le bulbe ni le cervelet.

*Cavité thoracique. Poumons.* Emphysème très-prononcé des deux poumons, bronches injectées remplies de muco-pus.

*Cœur.* Valvules suffisantes; un peu d'épaississement de la valvule mitrale, surtout sur ses bords libres. Pas de rétrécissement de l'orifice. Un peu d'induration de la base des valvules sigmoïdes. Pas de caillot ancien dans ses cavités.

*Aorte.* Très-athéromateuse, surtout l'aorte abdominale, où se trouvent de nombreuses ulcérations recouvertes de boue athéromateuse.

*Carotides* à peu près saines.

*Foie, rate, reins, utérus.* Sains.

Le microscope a montré de nombreux corps granuleux dans le tissu de l'ancien ramollissement. Il n'y en avait pas, au contraire, dans le ramollissement récent.

On a examiné aussi le caillot de l'artère cérébrale moyenne du côté droit. Il est un peu adhérent à la paroi, se prolonge dans les branches de la cérébrale moyenne. Il n'est pas ramolli au centre et par conséquent est assez récent. Il est constitué par de la fibrine à l'état granuleux, contenant des globules rouges et des globules blancs peu nombreux, dont quelques-uns sont granuleux.

Il nous semble permis de rattacher le ramollissement récent de l'hémisphère droit à l'oblitération de la sylvienne de ce côté. Cette oblitération paraît avoir été causée par une coagulation sur place. En effet, on ne trouve pas de point de départ embolique bien net, et l'état fortement athéromateux des carotides à leur terminaison devait ralentir le cours du sang et le disposer à se coaguler spontanément.

Il existe aussi un ramollissement du côté gauche où l'oblitération artérielle n'a pas été constatée; mais nous avons déjà insisté, et nous reviendrons encore sur la grande difficulté qu'il y a à s'assurer de l'intégrité de toutes les branches artérielles, en sorte que le résultat négatif des recherches à ce sujet ne présente pas une très-grande valeur.

ATTAQUE APOPLECTIQUE (MORT RAPIDE); RAMOLLISSEMENT D'UNE PARTIE DU LOBE CÉRÉBELLEUX DROIT; CONGESTION DE LA PROTUBÉRANCE ANNULAIRE; OBTURATION DE L'ARTÈRE BASILAIRE PAR UN CAILLOT. (Observation due à M. le docteur VULPIAN.)

Obs. II. — M... (Marie), 88 ans, entre le 8 décembre 1864, salle Saint-Mathieu, 2, infirmerie de la Salpêtrière, service de M. Vulpian; meurt le même jour.

Depuis un an environ cette malade avait souvent la face rouge; elle était prise de fréquents étourdissements.

Le 5 décembre elle se plaignit d'en ressentir, et la surveillante s'aperçut qu'elle marchait moins facilement que d'habitude; elle put cependant travailler jusqu'au 7 décembre à cinq heures.

Le 8 décembre, à trois heures du matin, elle jette un cri; on se rend près d'elle, et la trouvant dans le coma apoplectique, on la fait passer à l'infirmerie.

Le matin à la visite, la malade est dans une résolution presque complète; cependant le bras gauche exécute quelques mouvements spontanés; le droit retombe comme une masse inerte.

Bouche déviée; commissure gauche légèrement relevée. Elle ne fume pas la pipe.

Pupilles resserrées, surtout la gauche; légère divergence des axes optiques.

La sensibilité est conservée dans les quatre membres; le pincement provoque une agitation momentanée générale et une expression faciale très-nette de douleur; mouvements réflexes manifestes dans les quatre membres.

De temps en temps quelques mouvements convulsifs.

Respiration lente, stertoreuse.

Le soir, résolution complète, agonie; mort dans la soirée du 8 décembre.

**Autopsie. — *Cavité cranienne.*** Pas de néo-membranes de la dure-mère.

*Artères* de la base très-athéromateuses. L'artère basilaire, qui est athéromateuse dans presque toute son étendue, contient un caillot qui paraît avoir déjà une certaine ancienneté; il est adhérent en quelques points qui correspondent à une plaque athéromateuse; grisâtre à sa surface, il est noir dans sa partie centrale; il est dur et rendait l'artère résistante sous le doigt avant qu'on l'ait ouverte. Ce caillot obturait évidemment l'artère basilaire; il ne se prolongeait pas dans les artères collatérales.

Les vaisseaux superficiels du cerveau, ainsi que les sinus de la dure-mère, sont gorgés de sang.

*Cerveau.* Aucune lésion appréciable de la substance grise ni de la substance blanche des hémisphères, non plus que des corps striés et des couches optiques; mais la protubérance, dans sa moitié supérieure gauche, offre une légère diminution de consistance et une teinte rougeâtre.

*Cervelet.* Ramollissement très-marqué et rougeâtre dans certains points, occupant toute la moitié supérieure de l'hémisphère cérébelleux droit, s'étendant jusqu'au sillon médian. Ce ramollissement ne dépasse guère la substance grise; le noyau blanc a sa coloration et sa consistance normales. Les petits vaisseaux de la partie ramollie ne sont pas en général altérés; on n'en trouve que quelques-uns qui présentent des traînées de granulations graisseuses dans leurs parois; pas de caillots, ni de corps granuleux, ni de plaques de cholestérine à leur intérieur.

On ne retrouve pas de corps granuleux dans la substance cérébelleuse dont les éléments anatomiques paraissent sains.

Pas d'altération du bulbe rachidien des pédoncules cérébraux ni cérébelleux.

*Cavité thoracique. Poumons* congestionnés et légèrement emphysémateux. Noyaux de pneumonie chronique aux deux sommets; pas de tubercules.

*Cœur.* Insuffisance légère de l'orifice aortique; plaques athéromateuses très-prononcées, avec épaississement et indurations calcaires des valvules sigmoïdes.

Quelques petites végétations et plaques calcaires sur le bord adhérent de la valvule mitrale.

*Aorte* fortement athéromateuse à son origine, où l'on trouve des points ramollis pulpeux ; on retrouve les mêmes altérations dans la crosse et dans les parties thoraciques et abdominales.

*Autres organes* sains. Pas d'infarctus.

L'adhérence existant entre le caillot et les parois de l'artère basilaire pourrait empêcher d'attribuer à cette oblitération les accidents rapides qui ont déterminé la mort ; il paraît, en effet, impossible que ces adhérences se soient établies aussi rapidement ; nous pensons qu'un thrombus existait là depuis quelque temps, sans oblitérer complétement l'artère. Les derniers accidents seraient alors dus, soit à une coagulation sur place qui aurait achevé d'oblitérer l'artère, soit à une embolie, dont le point de départ se trouverait dans les athéromes ulcérés de la crosse.

Nous appelons, en outre, l'attention sur l'hémiplégie, qui dépend probablement du ramollissement de l'hémisphère cérébelleux droit, et qui s'est montrée à *droite* du même côté que la lésion.

ANCIENNE HÉMIPLÉGIE FACIALE DROITE AVEC APHASIE ; APOPLEXIE MORTELLE (UN JOUR) ; HÉMIPLÉGIE GAUCHE. RAMOLLISSEMENT ANCIEN DE L'HÉMISPHÈRE GAUCHE (TROISIÈME CIRCONVOLUTION FRONTALE ET CIRCONVOLUTION MARGINALE) ; RAMOLLISSEMENT PULPEUX RÉCENT DE L'HÉMISPHÈRE DROIT TOUT ENTIER ; RÉTRÉCISSEMENT MITRAL ; CAILLOT ANCIEN RAMOLLI DANS L'OREILLETTE GAUCHE ; ATHÉROMES ARTÉRIELS ; INFARCTUS D'UN REIN.

OBS. III. — B... (Jeanne Constance), 70 ans, morte le 17 juin 1865, salle Saint-Vincent, 6, infirmerie de la Salpêtrière, service de M. le docteur Fournier suppléant M. le docteur Vulpian.

En 1864, cette malade fut prise d'une hémiplégie faciale droite avec perte presque complète de la parole, mais avec conservation de la connaissance. La mobilité et la sensibilité restèrent intactes dans les membres. Elle sortit de l'infirmerie en bon état le 27 décembre 1864, mais ayant toujours conservé ses symptômes d'aphasie.

Le 13 juin 1865, la malade est prise en ville d'une attaque apoplectique.

Le 14, à la visite, coma apoplectique. Stertor complet. Sensibilité abolie des deux côtés ; paralysie des deux buccinateurs.

Yeux dirigés tous les deux à droite ; pupilles un peu dilatées, égales. Arc sénile et cataractes peu avancées.

Hémiplégie gauche, paralysie complète avec flaccidité.

Respiration précipitée, ronflement guttural ; 52 respirations.

Elle meurt dans la nuit du 15 au 16 juin, sans être sortie de ce coma apoplectique.

Autopsie. — *Cavité cranienne*. Pas de néo-membranes de la dure-mère.

*Artères de la base* athéromateuses ; pas de caillots dans les grosses artères ; plusieurs petites branches sont oblitérées par des bouchons formés en grande partie de matière granuleuse. Ce sont, à droite, des branches de l'artère cérébrale postérieure et de la cérébrale antérieure, et à gauche des branches de la sylvienne. Il est probable qu'il s'agit de matière athéromateuse, mais peut-être de fibrine en voie de régression.

*Cerveau.* — *Hémisphère droit.* Ramollissement pulpeux, rouge par places, de tout cet hémisphère ; la pie-mère, qui offre une infiltration œdémateuse considérable, surtout à la partie postérieure (probablement suite du décubitus), est adhérente aux parties supérieures et antérieures ; quand on l'enlève, on arrache des parcelles de la substance ramollie. Le ramollissement devient très-considérable dans la partie postérieure du lobe occipital et le foyer communique avec le ventricule.

On remarque, en outre, un pointillé d'apoplexie capillaire situé dans l'une des circonvolutions frontales et dans le lobule de l'insula, dont la substance est aussi ramollie.

Le ramollissement de cet hémisphère est partout récent ; il présente, en effet, une coloration rouge, et l'on n'a pu y trouver de corps granuleux.

*Hémisphère gauche.* Membranes à peine adhérentes ; ancien foyer de ramollissement jaune qui occupe la partie la plus postérieure de la troisième circonvolution frontale, mais surtout la partie inférieure des deux circonvolutions marginales, qui sont à peu près détruites à ce niveau. Ce ramollissement s'étend aussi sur les deux circonvolutions antérieures du lobule de l'insula, ainsi que sur la partie antérieure du lobe sphénoïdal. On retrouve dans ces parties une quantité énorme de corps granuleux et un tissu comme granuleux contenant de rares tubes nerveux.

Pas d'atrophie descendante du bulbe ni des pédoncules. (La moelle n'a pas été examinée.) Le cerveau ayant été conservé dans l'alcool à cause des symptômes d'aphasie, les parties profondes n'ont pu être examinées.

*Cavité thoracique.* — *Poumons* emphysémateux et congestionnés.

*Cœur.* Caillot ancien, gris jaunâtre, du volume d'un œuf de poule, adhérant aux faces postérieure et interne de l'oreillette gauche ; les parties sous-jacentes sont rugueuses et l'endocarde épaissi, mais non ulcéré. Ce caillot, entouré de caillots récents, est un peu ramolli à son centre et composé de fibrine granuleuse et de graisse en granulations. Sa base est éloignée de 2 à 3 centimètres de l'orifice mitral.

*Orifice mitral* très-rétréci, laisse à peine pénétrer l'extrémité de l'index. Ses bords présentent, surtout à la partie antérieure, des petites végétations.

*Valvule mitrale* épaissie, adhérence des cordages tendineux entre eux.

*Abdomen.* — *Reins.* L'un d'eux présente deux infarctus anciens qui forment une dépression cicatricielle à sa surface.

*Aorte* remarquablement peu athéromateuse pour l'âge de la malade; il n'y a que quelques petites taches blanches légères près de sa bifurcation.

*Carotides* non athéromateuses, ne contiennent pas de caillots.

Autres organes sains.

Dans cette observation, on a trouvé des oblitérations dans les artères cérébrales correspondantes aux foyers de ramollissement des deux hémisphères. Il y avait en outre des infarctus rénaux. L'aorte était très-peu athéromateuse, et un caillot ancien existait dans l'oreillette gauche; c'était sans doute là le point de départ embolique de ces différentes lésions. On pourrait cependant attribuer l'oblitération des artères cérébrales à des thromboses produites par l'état athéromateux de leurs parois.

PLUSIEURS ATTAQUES D'HÉMIPLÉGIE, LA DERNIÈRE A DROITE; MORT EN CINQ JOURS; COMA COMPLET. FOYERS MULTIPLES ANCIENS DES DEUX HÉMISPHÈRES. FOYER RÉCENT DANS L'HÉMISPHÈRE GAUCHE. ARTÈRES CAROTIDES ET LEURS BRANCHES OBLITÉRÉES PAR UN CAILLOT ANCIEN. · AORTE ATHÉROMATEUSE ET CALCIFIÉE. (Observation due à M. le docteur VULPIAN.)

OBS. IV.—S... (Anne), 84 ans, morte le 20 septembre 1865, salle Saint-Mathieu, 11, infirmerie de la Salpêtrière, service de M. le docteur Vulpian.

Les parents de la malade et la surveillante du dortoir apprennent qu'elle a eu trois attaques d'hémiplégie et qu'elle traînait un peu la jambe gauche; elle articulait mal les mots.

15 septembre 1865. Hémiplégie droite subite avec perte de connaissance. Flaccidité du membre inférieur; un peu de contracture du membre supérieur.

Tête tournée à gauche et difficilement ramenée à droite. Hémiplégie faciale légère. Sensibilité conservée. Quelques mouvements réflexes dans le membre inférieur.

La malade reste dans le même état, ne sort pas du coma, et meurt le 20 septembre 1865.

AUTOPSIE. — *Cavité cranienne. Artères de la base* athéromateuses, surtout le tronc basilaire et les carotides.

Carotide primitive droite oblitérée par un caillot grisâtre adhérent, qui ne se prolonge pas au delà de la bifurcation.

Carotide primitive gauche oblitérée par un caillot qui se prolonge dans la carotide interne jusque dans le sinus caverneux.

*Cerveau. Hémisphère gauche.* Ramollissement ancien à la limite postérieure du lobe frontal empiétant sur la marginale antérieure et sur les deuxième et troisième circonvolutions frontales. La substance blanche est mise à nu dans une grande partie des parois de ce foyer.

Ramollissement récent superficiel de la circonvolution marginale postérieure et d'une partie de la surface du lobe postérieur.

Ramollissement récent d'une grande partie de noyau blanc du lobe frontal.

Ramollissement ancien ayant détruit la substance grise à la partie postérieure du corps strié. Le noyau lenticulaire et la couche optique sont sains.

*Hémisphère droit.* Ramollissement ancien ayant détruit plusieurs circonvolutions du lobe occipital; le ventricule latéral n'est plus en ce point recouvert que par une mince membrane.

Ramollissement ancien étendu de 2 à 3 centimètres sur la circonvolution marginale postérieure.

Corps strié, couche optique, sains.

*Protubérance.* Deux petits ramollissements dans la partie inférieure, et des deux côtés de la ligne médiane.

*Cervelet.* Deux petits foyers de ramollissement gros comme un pois.

*Cœur.* Valvules suffisantes, un peu épaissies.

*Aorte.* Athéromes et petites plaques calcaires à l'origine des artères coronaires. Plaques calcaires dans la crosse, devenant très-nombreuses dans l'aorte abdominale, près de sa bifurcation.

Rien d'important dans les autres organes.

ATTAQUE APOPLECTIQUE; RAMOLLISSEMENT CÉRÉBRAL; OBTURATION DE L'ARTÈRE CÉRÉBRALE MOYENNE CORRESPONDANTE; PAS D'ANCIENS CAILLOTS DANS LE COEUR; ULCÉRATIONS DE L'AORTE; ALTÉRATIONS ISCHÉMIQUES DE LA RATE, PEUT-ÊTRE AUSSI D'UN REIN; MORT EN QUATRE JOURS. (Observation due à M. le docteur VULPIAN.)

OBS. V. — D... (Françoise), 81 ans, entre le 27 janvier 1864, salle Saint-Denis, 13, infirmerie de la Salpêtrière, service de M. Vulpian; meurt le 31 janvier 1864.

Une note prise sur la malade en 1862 constatait un tremblement général du corps de date ancienne, et d'ailleurs une bonne santé habituelle.

Le 27 janvier 1864, hémiplégie gauche subite.

Perte complète de la motilité à gauche.

Conservation de la sensibilité, et jusqu'à un certain point de l'intelligence (la malade prononce quelques mots). Le tremblement dont il est parlé plus haut subsiste dans le côté droit.

L'état s'aggrave progressivement, et la malade meurt le 31 janvier, conservant jusqu'à sa fin le tremblement du côté droit.

Autopsie. — *Cavité crânienne.* Pie-mère assez fortement infiltrée d'un liquide transparent.

*Artères cérébrales.* Leurs parois présentent de distance en distance des épaississements athéromateux dont quelques-uns occupent toute la circonférence de l'artère. L'artère cérébrale moyenne du côté droit présente, au delà d'un dépôt athéromateux, un caillot noirâtre assez ferme qui s'étend jusqu'à la division de cette artère dans une étendue de 1 centimètre, et pénètre même dans deux des branches qu'elle fournit en se divisant. Il s'étend à plus d'un demi-centimètre dans chacune de ces branches. Les artères qu'il occupe sont complétement oblitérées et il est adhérent à leur paroi. Quoique ferme, il offre déjà un certain degré de friabilité ; il est là évidemment depuis plusieurs jours.

*Cerveau.* Aucune trace d'altération superficielle.

*Hémisphère droit.* Foyer de ramollissement du volume d'une grosse noix, occupant toute l'épaisseur du corps strié, sauf une petite portion de sa partie antérieure ; en dehors, ce ramollissement s'étend jusqu'à la substance grise des circonvolutions de l'insula, qui est intacte, et en arrière il dépasse le niveau du bord antérieur de la couche optique qui est saine. La substance cérébrale n'est pas complétement réduite en pulpe diffluente ; elle a conservé une certaine consistance et elle offre une coloration rougeâtre.

*Hémisphère gauche* sain, ainsi que les autres parties de l'encéphale.

A l'examen microscopique, la structure des parties ramollies se trouve peu modifiée. Les tubes nerveux y sont sains ; leur matière médullaire a conservé une transparence parfaite, et l'on ne rencontre pas de fragments de tubes, comme dans les ramollissemente plus avancés.

La substance finement grenue, les noyaux et les cellules appartenant à la substance grise, offrent aussi l'aspect normal. Seulement une assez grande quantité de granulations graisseuses, peu volumineuses, sont répandues dans ce tissu. Il y a en outre quelques corps granuleux. Un grand nombre de vaisseaux sont tout à fait sains, mais plusieurs petits vaisseaux ont leurs parois couvertes de granulations graisseuses. On trouve, de plus, quelques rares corps amyloïdes.

La coloration rouge semble due principalement à la congestion sanguine vasculaire ; peut-être y a-t-il déjà extravasation d'une petite quantité de la matière colorante du sang.

*Cavité thoracique.* — *Poumons.* Emphysème et congestion.

*Cœur* un peu hypertrophié, très-chargé de graisse à sa surface ; valvules aortiques suffisantes ; induration athéromateuse et crétacée de ces valvules sans rétrécissement. Induration analogue des valves de la valvule mitrale, sans rétrécissement. Aucune concrétion fibrineuse ancienne dans les cavités du cœur,

*Cavité abdominale.—Foie* sain.

*Rate.* Volume un peu plus considérable qu'à l'état normal. Deux infarctus fibrineux de coloration gris jaunâtre.

*Reins.* Le gauche est sain, le droit présente sous sa capsule, à une petite distance du bord postérieur et vers son tiers inférieur, une petite tache rougeâtre. Une coupe faite au milieu de cette tache fait voir qu'elle correspond à un petit foyer de la grosseur d'un pois. L'examen microscopique n'y montre pas d'autre modification qu'une congestion vasculaire et une grande quantité de granulations graisseuses.

*Aorte* athéromateuse, surtout dans sa partie inférieure, où elle présente des plaques calcaires et de petites ulcérations. Quelques plaques athéromateuses dans l'aorte ascendante. Petite ulcération de 4 à 5 centimères de diamètre au niveau de la naissance du tronc brachio-céphalique. Au-dessus de cette ulcération proémine un petit amas de matière athéromateuse tout à fait ramollie.

Cette observation, où l'oblitération est probablement le résultat d'une thrombose, est intéressante en ce que quelques corps granuleux commençaient à se montrer après quatre jours seulement; elle peut donc servir de transition entre cette première série d'observations et celles où la mort a été moins rapide, et où le tissu nerveux est plus profondément altéré.

Dans les observations qui précèdent, les ramollissements récents étaient rouges ou rosés, dans d'autres cas, le ramollissement récent par oblitération n'offre pas cette injection rosée analogue à celle que nous avons toujours rencontrée dans nos expériences; il est au contraire blanc pulpeux. L'existence d'un ramollissement blanc très-récent n'a pas été admise par tous les auteurs, nous voyons en particulier M. Lancereaux faire du ramollissement blanc une altération toujours ancienne (1).

Nous ne savons pas comment nous rendre compte de cette variété qui est certainement plus rare que la précédente; elle dépend peut-être dans quelques cas de ce que l'oblitération étant plus complète et affectant des branches artérielles plus volumineuses, la fluxion collatérale n'a pu se produire. C'est peut-être ainsi que l'on doit interpréter l'observation suivante :

______

(1) Lancereaux, ouvr. cit., p. 20 et 21.

Hémiplégie droite ancienne ; apoplexie subite ; mort en trois jours ; ramollissement ancien de l'hémisphère gauche ; ramollissement récent de l'hémisphère droit, probablement par embolie ; oblitération de la carotide droite ; caillots anciens du ventricule gauche ; aorte ulcérée. infarctus d'un rein.

Obs. VI. — M... (Anne), 86 ans, entrée à la Salpêtrière le 18 octobre 1862, morte le 23 août 1865 (salle Saint-Alexandre, n° 17), service de M. le docteur Charcot.

Six mois avant son admission à la Salpêtrière, cette malade, jusqu'alors très-bien portante, avait été subitement frappée d'hémiplégie droite avec perte absolue de la parole. Admise à la Salpêtrière, elle présente les symptômes suivants : Confinement absolu au lit ; gâteuse. Perte complète de la parole. Elle paraît comprendre ce qu'on lui dit ; quand on lui demande de tirer la langue, elle ouvre la bouche, mais ne peut faire exécuter à sa langue aucun mouvement. Avale sans difficulté. Le membre supérieur droit est complétement paralysé ; un peu de roideur dans l'épaule et dans le coude, les deux derniers doigts sont un peu fléchis en crochet. Le membre inférieur droit ne présente pas de roideur, il a conservé quelques mouvements très-limités ; par le chatouillement de la plante du pied, mouvements réflexes. La sensibilité paraît un peu obtuse dans le membre supérieur droit, et la température semble plus élevée que dans le membre supérieur gauche. Quand la malade fait la grimace, la bouche est manifestement déviée en haut et à gauche.

Le 19 août 1865, vers quatre heures du soir, perte subite de connaissance ; on l'amène à l'infirmerie. Sensibilité et motilité complétement abolies. Il y a toujours un peu de roideur dans le membre supérieur droit. Mouvements réflexes conservés dans les membres inférieurs. Pas de différence de température entre les deux côtés du corps. Pas de déviation des traits. Respiration stertoreuse.

Mort le 23 août.

Autopsie. — *Cavité cranienne.* Pas de néomembranes de la dure-mère. La pie-mère est œdématiée et se détache facilement.

*Hémisphère gauche.* Pas de lésion appréciable à la surface des circonvolutions qui ont leur consistance normale. (Pas de lésion de la troisième frontale.) En dehors du corps strié qui renferme une petite lacune, existe une cavité allongée dont le grand diamètre dirigé d'avant en arrière mesure 3 à 4 centimètres (ancien foyer de ramollissement). La surface interne de cette cavité présente une coloration jaune grisâtre, des tractus celluleux vont d'une paroi à l'autre. La substance cérébrale autour du foyer présente une légère diminution de consistance.

*Hémisphère droit.* Vaste ramollissement *blanc* occupant la plus grande partie des lobes moyen et postérieur. Pas de lacunes dans le corps strié ni dans la couche optique.

Atrophie du pédoncule cérébral gauche, surtout de son plan inférieur. Atrophie de la pyramide gauche.

Les artères cérébrales gauches sont légèrement athéromateuses; la carotide interne droite est complétement oblitérée par un caillot décoloré assez consistant qui se prolonge en bas dans la portion de l'artère qui traverse le rocher et se termine en pointe au niveau de l'origine de l'artère sylvienne. L'artère cérébrale antérieure droite est oblitérée par un caillot long de 4 à 5 centimètres. Les artères sylvienne et cérébrale postérieure et leurs branches ne contiennent pas de caillots, mais elles sont rétrécies et même oblitérées en quelques points par des athéromes.

En ouvrant la carotide primitive droite, on trouve au niveau de sa bifurcation un *caillot ancien* à cheval sur l'éperon qui sépare les carotides interne et externe. Ce caillot envoie trois prolongements, un inférieur mince, filiforme, long de 6 à 7 centimètres dans la carotide primitive; deux supérieurs, un long de 2 centimètres seulement dans la carotide externe, l'autre dans la carotide interne, se prolongeant jusque dans la portion de cette artère qui traverse le rocher. Il est probable qu'il se continuait avec le caillot qui oblitérait la portion intracranienne de la carotide.

(Le canal carotidien n'a pas été ouvert.)

*Cœur*. Surcharge graisseuse considérable. Le ventricule gauche est rempli de caillots noirs, sur sa face postérieure on trouve un *caillot ancien*, du volume d'une petite noisette, suspendu à un pédicule long de 3 centimètres environ. Ce pédicule est situé entre les cordages tendineux de la valve postérieure de la valvule mitrale et vient s'implanter dans une des petites cavités qui séparent les colonnes charnues du cœur. De chaque côté de ce pédicule on trouve dans des cavités analogues quelques petits *caillots anciens*.

Le ventricule droit contient des caillots noirs qui se prolongent dans l'artère pulmonaire.

Caillot assez volumineux à demi décoloré dans la crosse de l'aorte. Vers la partie inférieure de l'aorte abdominale existe un *caillot ancien* libre long de 4 centimètres environ. A son extrémité inférieure adhère un caillot récent qui se prolonge dans les artères iliaques.

La surface interne de l'aorte présente quelques athéromes ulcérés.

*Foie, rate* normaux. Kystes séreux dans le rein droit.

Le *rein* gauche présente un *infarctus.*

Dans d'autres cas, le ramollissement récent est blanc sans que rien dans l'observation permette d'expliquer cette particularité :

Hémiplégie gauche (apoplectique); mort en trois jours; déviation des yeux a droite; ramollissements ancien (circonvolutions), récent (corps strié) de l'hémisphère droit; caillot ancien dans l'auricule gauche; embolie probable; oblitération de l'artère sylvienne droite et de ses branches; artères non athéromateuses, sauf l'aorte abdominale. (Observation due à M. le docteur Vulpian.)

Obs. VII. — D... (Marie-Anne), 58 ans. Morte le 1er avril 1864, salle Saint-Mathieu, n° 3, infirmerie de la Salpêtrière, service de M. Vulpian.

Cette malade, qui était déjà entrée plusieurs fois à l'infirmerie pour des bronchites compliquant un emphysème considérable des poumons, y rentre pour les mêmes accidents le 2 mars 1864, présentant une bronchite intense avec forte dyspnée, cyanose des lèvres, œdème des membres inférieurs, un peu d'albumine dans les urines.

Le 29 mars, la malade, voulant se lever, est prise d'un étourdissement, tombe à terre, et quand on la relève on constate une hémiplégie gauche.

*Face.* Commissure labiale tirée à droite.

Langue déviée à gauche. Paralysie du buccinateur gauche.

*Yeux* tournés tous deux à droite, impossibilité de les porter de droite à gauche. Pupilles égales, normales.

*Membres.* Paralysie complète du mouvement à gauche. Sensibilité très-émoussée du côté gauche.

*Intelligence* conservée. La malade peut parler, quoique indistinctement.

Cet état s'aggrave progressivement, la déviation des yeux subsiste, et la malade succombe le 1er avril, à six heures du soir.

Autopsie. — *Cavité crânienne.* Pas de lésions du crâne ni de la dure-mère.

Artères de la base non athéromateuses.

L'*artère sylvienne droite* contient un caillot noirâtre adhérent aux parois, remplissant complétement le calibre de cette artère et se prolongeant dans ses branches, formé de fibrine commençant à devenir granuleuse.

Rien de semblable dans l'artère sylvienne gauche.

*Cerveau.* Ramollissement jaunâtre superficiel, avec adhérence de la pie-mère, de la partie postérieure et externe des circonvolutions orbitaires droites et des deux circonvolutions antérieures de l'insula de Reil. La substance grise à ce niveau est presque uniquement composée de corps granuleux et les éléments nerveux ont presque complétement disparu. Il s'agit évidemment là d'un ancien ramollissement dont les symptômes n'ont pas été mentionnés par la malade.

Ramollissement blanc du corps strié droit siégeant au niveau du noyau lenticulaire, s'arrêtant sur la limite qui sépare le corps strié de la couche optique n'occupant pas le noyau caudé, mais se prolongeant dans la substance blanche en dehors du corps strié et devenant pultacé à ce niveau. On retrouve dans ce ramollissement blanc un petit nombre de corps granuleux et des granulations graisseuses disséminées. La partie ramollie est infiltrée d'une grande quantité de liquide transparent.

Pas d'autre altération de l'encéphale.

*Cavités thoracique et abdominale.*

*Cœur.* Ni insuffisance ni rétrécissement des orifices. Dilatation assez marquée des cavités.

L'oreillette gauche contient un caillot noirâtre, ramolli, adhérent à la paroi et évidemment ancien.

*Poumons.* Emphysème très-considérable et injection avec épaississement de la muqueuse bronchique, noyau d'hépatisation rouge dans le poumon droit.

*Foie.* Volumineux. Muscade.

*Reins* et *rate.* Pas de lésions apparentes.

*Aorte* saine dans sa portion thoracique, présentant dans sa portion abdominale quelques dépôts athéromateux.

CANCER DE L'UTÉRUS; HÉMIPLÉGIE GAUCHE SUBITE; MORT EN TROIS JOURS; RAMOLLISSEMENT BLANC DES LOBES PARIÉTAL ET OCCIPITAL DROITS; ARTÈRES NON ATHÉROMATEUSES; ARTÈRE SYLVIENNE DROITE OBLITÉRÉE PAR UN THROMBUS; INFARCTUS DU REIN GAUCHE. (Observation due à M. le docteur CHARCOT.)

OBS. VIII. — G... (Suzanne), 62 ans. Morte le 3 décembre 1864, salle Sainte-Marthe, n° 6, infirmerie de la Salpêtrière, service de M. le docteur Charcot.

Cette femme était entrée à la Salpêtrière pour un carcinome utérin.

Le 1er décembre on s'aperçut d'une hémiplégie gauche qui n'avait offert aucun prodrome.

*Face.* Tournée du côté droit, la malade regarde fixement de ce côté. Commissure labiale droite tirée un peu en haut. Langue déviée à gauche. Embarras de la prononciation. Pas d'aphasie.

*Membres.* Hémiplégie gauche complète avec résolution.

Pas de mouvements réflexes.

Anesthésie complète (pincement, chatouillement, froid). Température égale des deux côtés. Température rectale = 38°.

2 décembre. Tête toujours tournée à droite, la malade peut cependant la tourner à gauche. Quelques mouvements réflexes dans le côté paralysé; un peu de sensibilité au membre inférieur.

3 décembre. Mouvements réflexes. Coma. Mort à six heures du soir.

Autopsie. — *Cavité cranienne.* Artères de la base non athéromateuses.

Artère sylvienne droite oblitérée par un caillot ancien, décoloré, situé
au niveau de la bifurcation de l'artère et se prolongeant dans ses branches (voy. pl. II, fig. 8). La sylvienne gauche est libre.

*Cerveau.* Ramollissement blanc pultacé occupant une portion des
lobe occipital et pariétal droits et pénétrant assez profondément.

Couche optique et corps strié sains.

Hémisphère gauche sain.

On retrouve dans les parties ramollies des tubes nerveux variqueux,
des cellules nerveuses réduites à l'état de granulations fines, des vaisseaux remplis de granulations et un petit nombre de corps granuleux.

*Poumons.* Gauche, pneumonie grise de la base ; droit congestionné.

*Cœur* sain, petit, dur, résistant. Pas de caillots anciens.

*Reins.* Droit, anémié, mamelonné, un infarctus fibreux, très-ancien.

*Utérus.* Transformation carcinomateuse portant principalement sur
le col qui est presque entièrement détruit.

*Aorte.* Non athéromateuse.

Dans les quelques observations que nous possédons de ramollissement par thrombose artérielle survenant chez des cancéreuses, le
ramollissement était généralement blanc, ou pour mieux dire la substance cérébrale ramollie avait conservé sa coloration normale. Sans
vouloir établir de rapport nécessaire entre l'aspect de ces ramollissements et la nature de la cause qui les a produits (état profondément
cachectique, inopexie), nous pensons cependant qu'il y a lieu d'appeler l'attention sur cette coïncidence.

Nous rapprocherons des cas précédents les trois observations suivantes dans lesquelles le ramollissement était un peu plus ancien
et les corps granuleux déjà abondants. Nous ferons observer que
ces deux ramollissements étaient blancs, à peine rosés par places, et
qu'ils s'étaient produits chez des cancéreuses. Dans l'un de ces cas,
obs. IX, l'état fortement athéromateux des artères cérébrales ne
permet pas de déterminer si la thrombose dépendait de l'inopexie
plutôt que de l'altération des parois artérielles.

RAMOLLISSEMENT DE L'HÉMISPHÈRE GAUCHE (NON DIAGNOSTIQUÉ); OBLITÉRATION
DE L'ARTÈRE SYLVIENNE GAUCHE; CANCER DU FOIE ET DE L'ESTOMAC.

Obs. IX. — C... (Marguerite), 83 ans, morte le 27 mai 1865, salle
Saint-Vincent, n° 11, service de M. Vulpian.

Cette femme, qui était entrée à l'infirmerie dans un état cachectique prononcé, présentait une affection carcinomateuse du foie et de l'estomac sur les symptômes de laquelle nous n'insisterons pas; symptômes qui permirent de diagnostiquer l'affection abdominale; mais on ne put signaler aucun symptôme d'hémiplégie qui fît soupçonner le ramollissement cérébral. Cette malade s'affaiblit peu à peu et tomba dans un état de prostration qui pouvait être attribué à sa cachexie.

Autopsie. — *Cavité cranienne*. Néo-membranes très-adhérentes et très-épaisses de la dure-mère, surtout au niveau de l'occipital et se prolongeant dans les fosses pariétales.

*Artères de la base* athéromateuses, surtout les terminaisons des carotides. Artère sylvienne gauche oblitérée par un caillot ancien (trois semaines, un mois?). Cette artère est gonflée par le caillot; elle est athéromateuse, et quand on l'ouvre on trouve un bouchon formé de fibrine ancienne, adhérent aux parois athéromateuses; il se termine ensuite par un caillot récent rouge.

*Hémisphère gauche*. Ramollissement portant sur la partie externe des circonvolutions de l'insula de Reil, sur les deux circonvolutions marginales et s'étendant jusqu'au milieu de la face supérieure de l'hémisphère.

Le sommet du lobe sphénoïdal présente un ramollissement assez prononcé qui offre en un certain nombre de points une teinte légèrement rosée. Une partie reste adhérente à la pie-mère quand on enlève cette membrane.

Ce ramollissement se prolonge dans la substance blanche presque jusqu'au niveau du ventricule.

On trouve dans le foyer des vaisseaux et des cellules granuleuses; les fibres nerveuses sont bien distinctes et non granuleuses. En un point surtout qui n'a pas été déterminé exactement, nombreux corps granuleux.

Pas de lésion des autres parties de l'encéphale.

*Cœur*. Pas de caillots, pas de lésions.

*Aorte* légèrement athéromateuse à son origine; ne l'est presque pas dans le reste de son étendue.

Pas d'infarctus des organes.

*Foie* et *estomac*, tumeurs cancéreuses multiples.

Hémiplégie gauche; attaque épileptiforme; cancer utérin; ramollissement cérébral; oblitération par thrombose de l'artère sylvienne du côté droit. (Observation due à M. le docteur Charcot.)

Obs. X. — D... (Marie), âgée de 60 ans, entrée à la Salpêtrière le

11 juin 1862, morte le 28 août 1862 (salle Sainte-Cécile, n° 10), service de M. le docteur Charcot.

Pertes en rouge et en blanc depuïs un an.

Depuis le mois de juillet diarrhée habituelle, œdème des membres inférieurs.

Dans la nuit du 14 au 15 août, mouvements convulsifs passagers avec cris et, dit-on, écume à la bouche. En même temps hémiplégie gauche constatée dès le début, sans roideur des membres. Il n'y aurait pas eu perte complète de connaissance.

Le 15 août, on constate une hémiplégie gauche complète avec flaccidité des membres. La malade paraît comprendre ce qu'on lui dit, mais ne peut parler.

Le 16 août la parole et l'intelligence sont revenues; la face est déviée à droite, la langue est déviée à gauche. La paralysie est toujours complète dans les membres gauches, mais le pincement y détermine quelques mouvements réflexes. La sensibilité est conservée. Pas de différence de température entre les deux côtés. Eschare au sacrum, mort le 28 août.

Autopsie. — *Cavité cranienne.* Liquide arachnoïdien très-abondant. Aspect blanchâtre et louche de l'arachnoïde et de la pie-mère.

Dans son ensemble, l'encéphale est ramolli (par macération? cette femme était très-œdématiée).

Lorsqu'on enlève la pie-mère, la substance corticale est entraînée par places, ce qui produit des sortes d'ulcérations qui intéressent toute l'épaisseur de la substance grise.

*Hémisphère droit.* Dans le fond de la scissure de Sylvius existe un ramollissement superficiel, mais pénétrant à une assez grande profondeur, qui occupe la partie supérieure du lobe sphénoïdal et s'étend au pourtour de l'insula qui est sain; ce ramollissement est blanc, laiteux, légèrement rosé par places. Le microscope y fait découvrir un grand nombre de corps granuleux. Parties centrales saines.

*Hémisphère gauche.* Symétriquement à gauche une plaque de ramollissement analogue à celle du côté droit, mais beaucoup moins étendue. Parties centrales saines.

*Artères cérébrales.* Ne sont pas athéromateuses. L'artère sylvienne du côté droit un peu avant sa bifurcation est oblitérée par un caillot ovoïde long de 6 à 7 millimètres, et qui la distend en ampoule. Ce caillot non adhérent, blanc jaunâtre, envoie dans les branches de l'artère sylvienne des prolongements formés par des caillots récents. Examiné au microscope, il présente de la fibrine, des globules blancs et une grande quantité de granulations graisseuses. L'artère sylvienne n'est pas athéromateuse. On ne rencontre pas d'autres caillots dans les artères du cerveau.

*Cœur.* Flasque, décoloré, pas de lésions valvulaires, pas de végétations.

*Aorte* non athéromateuse.

*Reins.* Distension rénale à droite. Rein gauche sain.

*Foie* et *rate.* Rien à noter.

*Utérus.* Col dans un état de détritus fétide.

*Thromboses* dans les veines iliaque et fémorale des deux côtés.

Hémiplégie gauche subite; ramollissement cérébral; oblitération de la sylvienne droite; cancer utérin. (Observation due à M. le docteur Charcot.) (1).

Obs. XI. — P. (Lucie Reine), 47 ans, morte le 22 janvier 1866, salle Sainte-Anne, 15, service de M. le docteur Charcot.

Entrée à la Salpêtrière le 4 janvier 1861 pour un cancer utérin. Etat profondément cachectique.

Le 8 janvier, à onze heures du soir, on s'est aperçu que la malade était hémiplégique à gauche.

Le 9 janvier, on constate l'état suivant :

Tête tournée à droite; hémiplégie faciale gauche; membres gauches flasques et inertes; sensibilité conservée; mouvements réflexes. L'intelligence n'est pas complétement abolie.

Les jours suivants la malade reste dans le même état. Une eschare se développe à la fesse gauche et fait des progrès rapides.

La sensibilité et les mouvements réflexes disparaissent dans les membres paralysés; la malade parle assez distinctement. La tête et les yeux sont toujours tournés à droite.

Meurt le 22 janvier après avoir présenté plusieurs frissons.

La *température* rectale, qui a été examinée tous les jours, est restée presque constamment entre 37° et 38°; elle s'est élevée une seule fois à 39° (le 14 janvier au soir). Il y avait habituellement une augmentation notable de la température le soir.

Autopsie. — *Artères cérébrales* non athéromateuses. Sylvienne droite oblitérée par un caillot blanc qui se prolonge dans deux de ses branches.

*Cerveau.* Ramollissement, avec conservation de la couleur normale

---

(1) Cette observation, dont nous ne donnons que le résumé, a été l'objet d'une récente communication de M. Charcot à la Société de biologie.

de la deuxième circonvolution frontale et de la deuxième circonvolution sphénoïdale de l'hémisphère droit. Parties centrales saines.

L'examen microscopique fait découvrir dans les parties ramollies des granulations libres, des corps granuleux, des capillaires présentant une apparence athéromateuse très-prononcée.

Les cellules nerveuses sont très-granuleuses, les tubes nerveux présentent une transformation graisseuse évidente de la myéline.

*Cœur*. Volume normal, parois assez fermes, un petit groupe de végétations sur la valvule mitrale.

*Aorte* non athéromateuse.

*Veine fémorale* oblitérée par des caillots.

*Poumons*. Foyer gangréneux, épanchement purulent dans la plèvre gauche.

*Rate*. Un infarctus jaune.

Il faut certainement ranger dans ce groupe, quoique l'oblitération artérielle n'ait pas été recherchée, l'observation suivante, qui confirme encore ce que nous avons dit sur les ramollissements qui surviennent chez les cachectiques.

CANCER UTÉRIN ; RAMOLLISSEMENT CÉRÉBRAL ; L'ÉTAT DES VAISSEAUX N'EST PAS INDIQUÉ. (Observation due à M. le docteur CHARCOT.)

OBS. XII. — D..., âgée de 58 ans, entrée à la Salpêtrière le 29 décembre 1861, morte le 25 avril 1862 (salle Sainte-Rosalie, 2), service de M. le docteur Charcot.

Depuis un an pertes rouges peu abondantes et pertes blanches fétides.

Anémie très-prononcée, œdème des membres inférieurs, bouffissure générale.

Vers le 15 avril 1862, on s'aperçoit que le côté droit est paralysé. Il y a un peu de roideur dans les articulations du membre supérieur. La sensibilité est conservée.

Le 19 avril on observe : température plus élevée du côté paralysé, surtout pour le membre supérieur; bouche déviée à gauche; parle très-difficilement, paraît comprendre ce qu'on lui dit.

Les jours suivants l'hémiplégie devient plus complète, le membre supérieur est flasque, absolument immobile, il y a un peu de roideur dans le membre inférieur. Par le chatouillement, on y détermine quelques mouvements réflexes.

Mort le 25 avril.

AUTOPSIE. — Ramollissement jaunâtre et superficiel de la face externe du lobe postérieur de l'hémisphère gauche du cerveau.

Ramollissement blanc de la substance blanche sous-jacente, ne pénétrant pas jusqu'au ventricule. Les parties ramollies ont conservé une certaine consistance, quand on les soumet à l'action d'un filet d'eau ; elles présentent un aspect finement lacunaire comme une sorte de dentelle.

L'état des vaisseaux n'est pas indiqué.

*Cœur* petit et flasque. *Poumons* sains.

*Pyélo-néphrite* bilatérale.

### § II. — Ramollissements anciens.

Quand le ramollissement est un peu plus ancien, quand un plus grand nombre de jours se sont passés après l'oblitération, nous voyons alors apparaître une succession de phénomènes secondaires qui finissent par aboutir à ce que l'on pourrait considérer avec M. Durand-Fardel comme une guérison, comme une cicatrisation du ramollissement.

Le premier de ces phénomènes est la régression graisseuse; on voit alors les cellules nerveuses devenir granuleuses, les tubes nerveux dissociés sont réduits en fragments, et dans quelques cas on les voit devenir eux-mêmes granuleux. En même temps il se produit dans le foyer, probablement aux dépens de la myéline, une foule de petites granulations graisseuses disséminées ou réunies en groupes. C'est à ce moment que commencent à apparaître les corps granuleux (1); considérés d'abord par Gluge comme le résultat d'un travail inflammatoire, puis par d'autres auteurs comme des leucocytes devenus granuleux, ces éléments nous ont paru le plus souvent for-

---

(1) « Longtemps, on le sait, nous dit M. Hasse (ouvr. cité, § 180), les « corps granuleux ou corpuscules de Gluge ont été considérés comme « des résultats d'une inflammation et avaient même été nommés *cor-* « *puscules inflammatoires.* Mais bientôt les recherches de Reichert et « de Virchow vinrent démontrer que ces corpuscules n'étaient que des « éléments normaux, en voie de régression, qui apparaissent souvent, « il est vrai, dans les foyers inflammatoires; mais depuis que Turk les a « retrouvés dans le système nerveux central dans le cas de simple atro- « phie de la substance nerveuse, on ne peut les considérer comme « types de l'encéphalomalacie phlegmasique, on ne peut tout au plus « déterminer par eux l'ancienneté plus ou moins grande du processus. »

M. Lancereaux fait aussi la même remarque (ouvr. cit., p. 23).

més par l'accumulation en masse des granulations graisseuses d'abord disséminées.

Les granules graisseux et les corps granuleux sont répandus çà et là dans le foyer de ramollissement; mais ils se groupent de préférence le long des parois des vaisseaux qu'ils entourent en leur formant une sorte de gaîne, sans que, pour cela, la paroi elle-même soit toujours granuleuse; c'est là un fait que notre collègue et ami M. Bouchard nous a dit avoir aussi observé plusieurs fois.

Dans d'autres cas, les parois elles-mêmes des capillaires deviennent granuleuses au niveau du foyer de ramollissement, tout en restant saines dans le reste de l'encéphale; car si l'altération granuleuse des parois des vaisseaux capillaires est quelquefois primitive au ramollissement, elle nous a dans quelques cas paru lui être consécutive; c'est un fait sur lequel nous reviendrons d'ailleurs plus tard.

L'époque à laquelle peuvent se former les corps granuleux n'avait pas, que nous sachions, été exactement précisée; dans deux de nos observations nous voyons cette altération signalée dans des cas où la mort ne s'était pas fait longtemps attendre. Telles sont les observations V (mort au bout de cinq jours), VII (mort en trois jours) et VIII (mort en trois jours) où quelques rares corps granuleux commençaient à se montrer.

La régression graisseuse et la formation de corps granuleux est donc un phénomène qui peut apparaître promptement dans le cerveau, et nous rappellerons à ce propos notre expérience X dans laquelle nous avions trouvé des corps granuleux abondants dans un petit foyer de ramollissement cérébral datant de dix jours; dans de nouvelles expériences que nous avons instituées depuis lors, nous avons trouvé des corps granuleux dans un ramollissement datant de *trois* jours; nous reviendrons sur ces expériences à propos des altérations des capillaires.

Cette dégénérescence graisseuse continue progressivement, et les éléments nerveux dissociés et dilacérés disparaissent plus ou moins complétement.

À une période ordinairement assez avancée de ce travail de régression, époque que nous ne pouvons pas préciser exactement, on voit apparaître du tissu conjonctif de nouvelle formation, dans lequel on retrouve les noyaux et les cellules caractéristiques du tissu cellulaire : on y rencontre aussi quelquefois des corps amyloïdes.

Cette hypergénèse de tissu conjonctif correspond à ce que M. Durand-Fardel a considéré comme la cicatrisation du ramollissement et dont il a fort bien décrit les caractères anatomiques sous le nom de *plaques jaunes* des circonvolutions et d'*infiltration celluleuse;* on en verra nombre d'exemples dans nos observations.

Le foyer de ramollissement ancien se présente quelquefois sous la forme d'une sorte de kyste (troisième degré de M. Lancereaux) rempli de liquide laiteux, décrit par tous les auteurs. Quoique nous n'en ayons pas d'exemples dans cette première série d'observations, nous pouvons supposer que les ramollissements récents blancs pulpeux, sans hyperémie ni extravasation sanguine, auraient pu, si les malades avaient survécu, donner lieu, par leur régression graisseuse, à ces kystes remplis d'une véritable émulsion de substance nerveuse, réduite à l'état graisseux.

Que devient maintenant le sang qui imbibe, dans la plupart des cas, la substance nerveuse récemment ramollie? C'est évidemment lui qui produit les cristaux d'hématoïdine et les granulations d'hématosine, en masses, que l'on a souvent l'occasion d'observer dans cette dernière période; c'est lui qui, mêlé à la graisse, produit la coloration qu'on observe, soit dans les plaques jaunes des circonvolutions, soit dans les foyers jaunes de ramollissement profond, quoique dans certains cas cette coloration jaunâtre paraisse due uniquement à la présence de la graisse.

La coloration jaune a, il est vrai, une prédilection pour la surface de l'encéphale, et il n'est pas rare d'observer des ramollissements qui, jaunes à la superficie, deviennent blanchâtres dans la profondeur. Cette fréquence de la coloration jaune dans la subtance grise du cerveau est sans doute en rapport avec l'hyperémie habituelle que l'on rencontre dans ces mêmes points, dans les ramollissements récents rouges.

Enfin il est possible que dans certains cas la matière colorante du sang se résorbant complétement, un ramollissement primitivement rouge se soit transformé peu à peu en un foyer grisâtre ou blanc.

D'autres processus morbides peuvent donner lieu à des altérations analogues, et il est souvent fort difficile de distinguer ces lésions de celles que produisent d'anciens foyers hémorrhagiques, surtout si elles siégent dans le voisinage des corps striés, lieu d'élection de l'hémorrhagie cérébrale. On peut dire, il est vrai, que le foyer résultant d'une ancienne hémorrhagie présente une teinte plus ocrée, qu'il renferme uue plus forte proportion d'hématosine et d'hématoïdine, que ses parois sont plus dures, plus rétractées sur leurs bords, qu'il y a une moins grande quantité de tractus celluleux à l'intérieur du foyer; mais ces caractères distinctifs ne sont pas suffisants, dans certains cas, dans lesquels il est alors difficile de déterminer exactement quelle a été l'altération primitive.

Quant aux plaques jaunes, on ne peut guère supposer qu'elles proviennent d'une hémorrhagie, car leur siége n'est pas celui de l'hémorrhagie cérébrale.

Plusieurs auteurs ont voulu séparer du ramollissement par obstruction artérielle les plaques jaunes; nous voyons, en particulier, M. Lancereaux (p. 33) attribuer leur formation à un exsudat qui serait le résultat d'un processus inflammatoire à marche chronique. Nous sommes disposés à admettre qu'un travail irritatif secondaire joue un rôle dans leur formation, et il se pourrait peut-être aussi que dans certains cas elles soient le résultat d'une phlegmasie chronique; nous n'insistons ici que sur la possibilité de leur formation à la suite d'une obstruction artérielle (1), et nous pouvons, comme exemples, citer l'obs. III et les obs. suivantes :

---

(1) Nous sommes d'autant plus autorisés à dire que les plaques jaunes peuvent être le résultat d'une obstruction artérielle, que depuis que nous avons écrit ces lignes, nous avons fait de nouvelles expériences, et que nous avons été assez heureux pour obtenir expérimentalement une plaque jaune, sur un chien qui avait survécu à l'injection de graines de tabac dans la carotide. Nous croyons cette expérience assez importante et assez intéressante pour la publier *in extenso* dans cette note.

INJECTION DE GRAINES DE TABAC DANS LA CAROTIDE GAUCHE (BOUT CENTRAL); CRIS, TRISTESSE; PAS DE PARALYSIE; ANIMAL SACRIFIÉ AU BOUT DE TRENTE-NEUF JOURS; ANCIEN FOYER DE RAMOLLISSEMENT (PLAQUE JAUNE) DES CIRCONVOLUTIONS DE L'HÉMISPHÈRE DROIT.

EXP. XII. — Le 15 janvier 1866 nous avons injecté, dans le bout central de la carotide gauche d'un chien épagneul adulte de grande taille, de l'eau tenant en suspension des graines de tabac; fort peu de graines durent pénétrer, car la canule de la seringue fut oblitérée, néanmoins l'animal poussa un cri au moment de l'injection. Il ne se manifesta pas de symptômes de paralysie, mais l'animal resta triste et abattu.

OBS. XIII. — F. (Pauline-Stéphanie-Louise), âgée de 58 ans, est entrée

---

La plaie se cicatrisa; le chien continua à être triste, il était difficile de le faire sortir du fond de son chenil : Pas d'albuminurie.

23 février. Aucun symptôme nouveau ne s'étant manifesté; nous sacrifions l'animal par décapitation.

AUTOPSIE. — *Cavité cranienne.* Pas d'altération des téguments, des os du crâne ni de la dure-mère.

*Cerveau.* A la partie externe du lobe moyen droit et suivant la direction de la scissure de Sylvius en remontant jusqu'à 1/2 centimètre environ de la scissure interhémisphérique, existe une plaque d'une longueur d'environ 3 à 4 centimètres, et d'une largeur variant entre 2 et 15 millimètres. Cette plaque est rétractée, elle forme une dépression à la surface du cerveau; jaunâtre par places, elle offre une teinte opaline dans quelques endroits. Le tissu qui la constitue est plus résistant que les parties saines du cerveau; on aperçoit à l'œil une trame vasculaire qui la recouvre. Les membranes d'enveloppe enlevées, on aperçoit la substance cérébrale, d'une coloration jaune ocré, qui était masquée par l'état opalin des membranes. Cette altération, qui rappelle en tous points les plaques jaunes des circonvolutions, ne s'étend que peu en profondeur, ne dépasse que dans quelques points la substance grise. (Voy. pl. III,, fig. 4.)

L'artère sylvienne droite est oblitérée par quelques graines de tabac qui se sont accumulées surtout à la partie inférieure du foyer; on retrouve encore quelques graines dans la cérébrale antérieure droite, et une dans une petite branche de la sylvienne, qui se rend au foyer.

EXAMEN MICROSCOPIQUE. On constate dans le tissu qui constitue la plaque jaune, une très-grande accumulation de granulations graisseuses disséminées, un grand nombre de gros corps granuleux, plus abondants dans le voisinage des petits vaisseaux; quelques granulations jaunâtres d'hématosine et des débris de tubes nerveux.

Les vaisseaux sont pour la plupart chargés de granulations; quelques petits vaisseaux offrent aussi des granulations accumulées dans leur tunique même; ils sont très-chargés de noyaux. (Pl. III, fig. 1.)

On trouve en outre entre les vaisseaux une trame de tissu cellulaire, qui devient manifeste par l'addition d'un peu d'acide acétique. (Pl. III, fig. 2.)

En somme, on peut dire que la substance nerveuse a en grande parà la Salpêtrière le 23 mai 1863, salle Saint-Jacques, n° 24, service de M. Charcot; elle est morte le 9 septembre 1865.

Hémiplégie gauche survenue en décembre 1862, sans perte complète de connaissance et ayant été précédée par des étourdissements. Un mois après l'attaque, les membres paralysés ont commencé à se contracturer.

A son entrée à la Salpêtrière, on observa : intelligence parfaitement saine, pas de troubles de la parole, pas de paralysie faciale; membre supérieur gauche roide, doigts fléchis dans la paume de la main; membre inférieur flasque; roideur seulement dans le pied (pied bot-équin). Les différents modes de la sensibilité sont parfaitement conservés.

Mort le 9 septembre 1865.

AUTOPSIE.— *Cavité crânienne.* Méninges infiltrées de sérosité. La piemère se détache facilement. Artères de la base du cerveau très-athéromateuses. L'artère sylvienne droite et l'artère du corps calleux droite sont oblitérées en quelques points par une matière jaunâtre.

*Hémisphère gauche* sain; seulement quelques lacunes dans la couche optique.

*Hémisphère droit.* Deux plaques de ramollissement jaune, situées vers l'extrémité supérieure du sillon de Rolando.

Atrophie de la pyramide droite.

*Cœur.* Valvule mitrale légèrement athéromateuse; pas de végétations. Valvules aortiques saines.

*Aorte* très-peu athéromateuse.

Pas d'infarctus dans les viscères.

ANCIENNE HÉMIPLÉGIE DROITE; RAMOLLISSEMENT CÉRÉBRAL ANCIEN; THROMBOSE DE L'ARTÈRE SYLVIENNE; CANCER DU FOIE.

OBS. XIV. — H. (Marie-Rosalie), âgée de 67 ans, est entrée à la Sal-

---

tie disparu, et qu'il reste surtout des vaisseaux nombreux chargés de noyaux unis par une trame de tissu cellulaire à noyaux, et entremêlé de granulations graisseuses et de gros corps granuleux.

Les parties blanches voisines du foyer offraient aussi quelques corps granuleux moins abondants et réunis surtout au voisinage des vaisseaux.

Rien dans les autres parties de l'encéphale.

*Moelle.* On n'y a pas constaté d'atrophie descendante, non plus que dans la pyramide antérieure droite, soit à l'examen à l'œil nu, soit à l'examen microscopique.

Autres organes sains; pas d'infarctus.

pêtrière le 18 avril 1863, salle Saint-Paul, n° 11, service de M. le docteur Charcot; morte le 9 avril 1865.

Il paraît que six mois environ avant son admission à la Salpêtrière, elle a été frappée d'hémiplégie droite avec perte de la parole. Actuellement les membres du côté droit sont complétement paralysés et flasques; les doigts sont seulement fléchis en crochet. Aphasie. La malade répète quelques mots, sait son nom; l'intelligence paraît assez conservée; elle cherche à se faire comprendre par des gestes. Œdème considérable des membres inférieurs, gagnant peu à peu les flancs, les lombes et toute la moitié inférieure du tronc. Mort le 9 avril 1865.

*Urines*. Albuminurie (16 mai 1863); pas d'albuminurie (mars 1865).

Autopsie. — *Cerveau*. Vaste foyer de ramollissement ancien, situé au fond de la scissure de Sylvius du côté gauche; en arrière de l'insula, la partie postérieure de la circonvolution marginale inférieure est entièrement détruite. Le ramollissement s'étend jusque dans la partie postérieure du corps strié, dont la capsule interne est en partie détruite. Troisième circonvolution frontale saine. Atrophie descendante du pédoncule cérébral et de la pyramide gauches.

Les artères de la base du cerveau sont peu athéromateuses, à l'exception de la sylvienne gauche, dont le calibre est considérablement rétréci par des plaques athéromateuses.

Au delà de ce rétrécissement et immédiatement avant sa bifurcation, cette artère est complétement oblitérée par un caillot ancien, légèrement adhérent, qui envoie des prolongements dans les branches de l'artère sylvienne. (Pl. II, fig. 7.)

*Cœur* petit; pas d'altération valvulaire; pas d'endocardite ancienne.

*Aorte* à peine athéromateuse.

*Rate* et *reins* sains; pas d'infarctus.

*Foie* cancéreux dans presque toute son étendue.

Nous rapprocherons des cas précédents l'observation suivante (dans laquelle l'oblitération artérielle n'a pas été recherchée, mais où elle était infiniment probable) qui offre un exemple de ramollissement avec infarctus consécutifs à une endocardite avec productions polypiformes de la valvule mitrale.

Ancienne hémiplégie gauche ; ramollissement jaune de l'hémisphère droit ; infarctus de la rate ; endocardite avec productions polypiformes de la valvule mitrale ; morte de dyssentérie. (Observation due à M. Vulpian.)

Obs. XV. — M... (Marie), 26 ans. Morte le 8 octobre 1863, à la Salpêtrière, salle Saint-Nicolas, 6, service de M. Vulpian.

Il y a environ un an, attaque subite d'hémiplégie gauche, avec perte de connaissance. A son entrée à l'infirmerie, cette malade présente une paralysie complète du côté gauche avec atrophie ; diminution de la sensibilité ; contracture légère du bras et de la main ; pas d'aphémie. Affection cardiaque ; bruit de souffle à la pointe, couvrant le petit silence.

La malade entre pour une diarrhée dyssentérique et meurt le 8 octobre 1863.

Autopsie. — *Cavité crânienne*. Néomembranes minces, rouges, plus étendues à droite qu'à gauche, siégeant dans les fosses pariétales.

*Artères de la base* non athéromateuses. N'ont pas été examinées avec soin au point de vue de leur obstruction.

Ramollissement jaune ocré formant une dépression à la surface de l'hémisphère droit et occupant la partie antérieure de la circonvolution marginale antérieure, la partie postérieure dés trois circonvolutions frontales, la partie externe du lobule de l'insula ; la teinte jaunâtre se prolonge en outre sans dépression jusqu'au voisinage de la scissure interhémisphérique. Cette altération est limitée à la substance grise, si ce n'est au niveau de la partie postérieure de la deuxième circonvolution frontale et d'une portion de la première, où l'altération se prolonge dans l'hémisphère jusqu'à une petite distance de la surface supérieure du ventricule latéral.

Cette substance jaune est formée d'une très-grande accumulation de corps granuleux.

Corps strié sain.

Atrophie descendante du pédoncule cérébral droit et du faisceau latéral gauche de la moelle épinière.

*Cœur*. Volume normal, tissu sain. Valvules aortiques saines. Valvule mitrale. Sur le bord libre de la valve interne près du point d'insertion des tendons des colonnes charnues, dans un espace de 1/2 centimètre ; état végétant du tissu ; sorte de végétation à base assez ferme, mais de moindre consistance que la valvule et qui, à son sommet, est déchiquetée, ramollie, rougeâtre comme de la fibrine en voie de régression.

*Poumons.* Sains.

*Intestin grêle.* Psorentérie manifeste.

*Gros intestin.* Nombreuses ulcérations dyssentériques.

*Foie* légèrement gras.

*Rate* très-grosse. Pèse 710 grammes. A sa surface quelques taches jaunâtres de 2 à 3 centimètres de diamètre à contours irrégulièrement arrondis; sur des coupes ces parties ont une teinte blanc jaunâtre, nuancée de gris et çà et là de rouge. Le tissu est plus compacte, plus homogène et plus résistant que le tissu sain. Tous ces points sont entourés d'un tissu un peu congestionné ou bien noirâtre, montrant dans ce dernier cas les traces d'une ancienne congestion.

L'examen microscopique de ces points d'infarctus fibrineux a montré un petit nombre de cellules très-granuleuses et une augmentation de tissu conjonctif (fibrillaire à noyaux allongés); on n'a pas pu y trouver manifestement les éléments normaux de la rate.

Des adhérences péritonéales de la rate au pancréas et au rein restaient comme vestiges d'un travail de péritonite localisée ancienne.

*Reins.* Sains.

*Aorte.* Saine dans toute son étendue.

Dans les cas précédents de ramollissements anciens (plaques jaunes) consécutifs à une oblitération artérielle, la lésion cérébrale nous paraît pouvoir être rapprochée des anciens infarctus formant des plaques rétractées et quelquefois jaunâtres à la surface de la rate et des reins.

Quelquefois une hémorrhagie peut se faire dans un ancien foyer de ramollissement; nous en avons plusieurs exemples; mais nous avons cru devoir placer ici l'observation suivante, le ramollissement étant dû à une obstruction artérielle. Ces cas pourraient se rapprocher des ramollissements hémorrhagipares de Rochoux.

PLUSIEURS ATTAQUES APOPLECTIQUES; ATTAQUE RÉCENTE AVEC CONVULSIONS ÉPILEPTIFORMES; PLUSIEURS FOYERS DE RAMOLLISSEMENT; HÉMORRHAGIE DANS UN DE CES FOYERS AVEC ISSUE DU SANG DANS LA CAVITÉ ARACHNOÏDIENNE; ARTÈRES DE LA BASE ATHÉROMATEUSES ET OBSTRUÉES. (Observation due à M. le docteur CHARCOT.)

OBS. XVI. — H... (Marie-Victoire), âgée de 59 ans, est entrée à l'infirmerie de la Salpêtrière, service de M. Charcot, le 30 mars 1862; elle est morte le 26 avril 1862.

A son entrée cette malade ne peut donner aucun renseignement; on apprend de ses parents qu'il y a deux ans elle eut une attaque apoplectique suivie de guérison; treize mois plus tard on la trouva sans connaissance dans son lit. Depuis cette époque elle est restée paralysée dans l'état où elle se trouve aujourd'hui.

Air hébété, fréquentes congestions passagères de la face; station impossible; membres dans la demi-flexion, roideur dans les membres droits.

Parle d'une manière incohérente; gâteuse.

Sensibilité conservée, mais lente, surtout à droite.

Le 26 avril, à huit heures du matin, la malade est prise subitement de convulsions épileptiformes avec perte complète de connaissance; coloration violacée de la face et stertor. Les convulsions sont plus prononcées dans les membres droits et surtout dans le bras contracturé. Les convulsions se succèdent presque sans relâche jusqu'à six heures du soir. Mort le même jour.

Autopsie. — *Cavité cranienne.* Les artères de la base sont athéromateuses; l'artère basilaire est trois ou quatre fois plus volumineuse qu'à l'état normal, tortueuse et indurée; les artères enlevées en même temps que la pie-mère et examinées ensuite, ont présenté dans plusieurs points des thrombus ayant environ un centimètre de long, durs, en grande partie décolorés, adhérant aux parois d'une manière assez intime et distendant le vaisseau. On ne peut déterminer exactement le siége de ces thrombus, les artères ayant été enlevées avec les membranes.

*Hémisphère gauche.* Dans la cavité gauche arachnoïdienne existait un caillot noir arrondi qui comprimait manifestement la surface du lobe postérieur; ce caillot pénétrait à l'intérieur d'une vaste cavité occupant presque tout le centre du lobe postérieur. La substance grise présente une perforation déchiquetée de l'étendue d'une pièce d'un franc par laquelle le caillot intra-cérébral se continue avec le caillot arachnoïdien. L'arachnoïde pariétale et viscérale ne présente aucune trace de fausses membranes au niveau du foyer. Les parois du foyer sont ramollies (détritus pultacé blanc) dans toute leur épaisseur, en sorte que le lobe postérieur peut être considéré comme ramolli en totalité; sa surface présente une coloration jaunâtre évidente. Le foyer ne paraît pas communiquer avec le ventricule. Le corps strié et la couche optique ainsi que le corps calleux et la voûte à trois piliers sont mous, mais ne présentent pas de ramollissement véritable.

Le lobe antérieur gauche présente une teinte hortensia foncée et quelques points de ramollissement superficiel rouge.

*Hémisphère droit.* Plusieurs points de ramollissement jaune ou blanc soit dans l'épaisseur soit à la surface du lobe postérieur. Cicatrice dure et ocrée entourée de substance cérébrale ramollie siégeant à l'union du tiers antérieur et des deux tiers postérieurs du corps strié (ancien foyer hémorrhagique).

Mollesse générale des autres parties de l'encéphale.

*Cœur*. Volume à peu près normal, induration des valvules du cœur gauche sans lésion proprement dite des orifices.

*Aorte* peu athéromateuse, non ossifiée.

*Autres organes* non examinés.

### III. — De l'oblitération artérielle.

Dans toutes les observations que nous venons de rapporter, nous avons vu que le ramollissement pouvait être attribué à l'oblitération artérielle; il nous reste maintenant à rechercher quelles peuvent être la nature et les causes de cette oblitération.

On divise habituellement en deux espèces principales les caillots oblitérateurs, selon qu'ils se sont formés sur place, ou qu'ils sont venus d'un point plus ou moins éloigné du système circulatoire d'où ils ont été entraînés par le courant sanguin. Nous verrons tout à l'heure qu'il est souvent difficile de déterminer à laquelle de ces deux espèces apartient le caillot.

DE LA THROMBOSE. — La thrombose artérielle peut reconnaître différentes causes :

1° L'altération des parois de l'artère. Il est probable que la dégénérescence athéromateuse des artères, l'état dépoli et rugueux de leur membrane interne qui en est la conséquence, entraîne souvent la coagulation du sang sur place, d'autant plus qu'à cette altération de la paroi vient s'ajouter le rétrécissement de calibre du vaisseau. (Voy. obs. II, IV, XVI.)

2° Le ralentissement du cours du sang qui, comme on le sait, le dispose à se coaguler spontanément; ce ralentissement peut être produit par différentes causes :

*a.* Les affections du cœur, et principalement la dégénérescence graisseuse (1) de ses parois, fréquente chez les vieillards, qui doit diminuer considérablement l'énergie de ses contractions.

*b.* Le rétrécissement du calibre des artères, ordinairement par des dépôts athéromateux; il n'est pas rare, en effet, de rencontrer des

---

(1) Voy. Geist (KLINIK DER GREISENKRANKHEITEN, p. 75), Erlangen, 1860.

thrombus qui se sont formés immédiatement après un rétrécissement du vaisseau, là où le cours du sang était nécessairement ralenti (1). (Voy. obs. I, V, XIV.)

*c.* La perte de l'élasticité des parois artérielles par suite de leur dégénérescence athéromateuse. M. Marey a démontré que l'elasticité des parois artérielles augmente la vitesse du courant sanguin, nous sommes donc en droit de mettre la perte de cette élasticité parmi les causes qui disposent le sang à se coaguler (2).

3° Enfin une cause fréquente de thrombose est une altération spéciale de la crase du sang qui le dispose à se coaguler spontanément, indépendamment de toute lésion appréciable du système artériel; cette altération du sang (inopexie de Vogel) s'observe dans les cachexies, et nous l'avons particulièrement rencontrée dans la cachexie cancéreuse (3). On voit alors se produire simultanément des thromboses artérielles et veineuses qui révèlent cet état du sang.

Dans une récente communication à la Société de biologie où il a appelé l'attention sur les ramollisements qui surviennent chez les cancéreux, M. le docteur Charcot a dit avoir vu la gangrène d'un membre survenir à la suite d'une thrombose de cette nature. Peut-être à cette altération du sang faut-il ajouter la faiblesse des contractions du cœur qui nous a ordinairement paru flasque, mou et atteint de dégénérescence graisseuse chez les sujets cachectiques. Nous regrettons seulement de n'avoir pas de renseignements plus positifs à cet égard. C'est dans cette classe qu'il faut ranger les oblitérations mentionnées dans les obs. VIII, X, XI.

Du reste, ces diverses conditions qui disposent à la thrombose, se trouvent souvent réunies sur le même sujet, et l'on comprend quelle doit être sa fréquence chez les vieillards.

De l'embolie. — Le point de départ des embolies artérielles se

_______

(1) L'épaississement athéromateux des parois de l'artère est quelquefois assez considérable pour oblitérer presque complétement ou même complétement la lumière du vaisseau, comme on peut s'en assurer par une section transversale; dans ces cas l'athérome peut produire les mêmes effets que la thrombose ou l'embolie.

(2) Voyez aussi Geist, ouvrage cité, p. 634.

(3) Voyez Charcot, *Sur la thrombose artérielle qui survient dans certains cas de cancer.* (Soc. méd. des hôpitaux, 22 mars 1865.)

trouve habituellement dans le cœur (végétations fibrineuses des valvules, caillots anciens des cavités gauches : Voyez les obs. VI, VII, XV), ou dans l'aorte et les gros vaisseaux (athéromes ulcérés, caillots anciens formés sur ces ulcérations); nous reviendrons d'ailleurs sur ces cas de kystes fibrineux et d'abcès athéromateux qui se rapportent plutôt à celles de nos observations où le ramollissement nous a paru pouvoir être attribué à l'embolie capillaire.

On a signalé, comme point de départ embolique, des coagulations formées dans les veines pulmonaires (1). Nous n'avons pas été assez heureux pour rencontrer de pareils cas. Nous devons dire qu'en général, dans les observations dont nous avons pu disposer, l'examen des veines pulmonaires n'a pas été fait suffisamment.

Quelle que soit la cause qui lui a donné lieu, le bouchon qui, dans nos observations a été considéré comme pouvant avoir produit le ramollissement, était grenu, grisâtre, ou très-légèrement rosé, et présentait à l'examen microscopique le même aspect que la fibrine en voie de régression graisseuse, souvent il était adhérent aux parois de l'artère au moyen d'un tissu cellulaire de nouvelle formation. Quant aux caillots récents, rosés et ne remplissant souvent pas tout le calibre de l'artère, ils doivent être considérés comme formés pendant l'agonie, et ne peuvent avoir aucune importance dans la genèse du ramollissement.

Quelques auteurs, avec M. Durand-Fardel, avaient pensé que les caillots étaient consécutifs au ramollissement; il nous suffira de faire remarquer, comme l'a fait M. Lancereaux (2), que le siége des oblitérations artérielles est généralement éloigné de la partie ramollie, ce qui n'aurait pas lieu si la coagulation était le résultat d'une artérite de voisinage. Nous allons donner sous forme de tableau le siége des oblitérations qui sont signalées dans nos observations en le comparant aux lésions de l'encéphale.

_______________

(1) Voy. Lancereaux, ouvr. cité, p 46.
(2) Lancereaux, ouvrage cité, p. 27.

| ARTÈRES OBLITÉRÉES. | LÉSIONS ENCÉPHALIQUES. |
|---|---|
| Obs I. — Sylvienne droite...... | Ramollissement de l'hémisphère droit (1/3 postérieur et du corps strié. |
| Obs. V. — Sylvienne droite..... | R. du corps strié droit. |
| Obs. VII. — Sylvienne droite.... | R. Circonvolutions orbitaires ; insula ; corps strié droit. |
| Obs. VIII. — Sylvienne droite.... | R. d'une portion des lobes occipital et pariétal droits. |
| Obs. X. — Sylvienne droite..... | R. Lobe sphénoïdal droit. |
| Obs. XI. — Sylvienne droite...... | R. Parties des lobes frontal et sphénoïdal droits. |
| Obs. XIII. — { 1° Sylvienne droite<br>2° Art. du c. calleux droite....... | Plaque jaune à l'extrémité sup. du sillon de Rolando. |
| Obs. III. — { 1° Sylvienne gauche.<br>2° Cérébrales antér. et post. droites. | R. 3me frontale, insula, lobe sphénoïdal gauche.<br>R. récent de tout l'hémisphère droit. |
| Obs. IX. — Sylvienne gauche..... | R. Face externe de l'hémisphère gauche et du centre ovale. |
| Obs. XIV. — Sylvienne gauche... | R. Scissure de Sylvius et corps strié gauches. |
| Obs. IV. — Carotides et branches.. | R. multiples. |
| Obs. VI. — Carotide interne jusqu'à la sylvienne et cérébrale antér. droites.. | R. des lobes moyen et postérieur droits. |
| Obs. II. — Basilaire......... | R. Hémisphère cérébelleux droit. |
| Obs. XVI. — Oblitérations multiples....... | R. multiples. |

En résumé, l'artère sylvienne droite a été oblitérée 7 fois, la sylvienne gauche 3 fois, la cérébrale antérieure droite 2 fois, la cérébrale postérieure droite 2 fois, le tronc basilaire 1 fois, la carotide interne droite 2 fois, la carotide interne gauche 1 fois.

On voit donc que dans le plus grand nombre des cas l'oblitération siégeait dans une des artères sylviennes, ce qui est assez conforme au résultat des recherches de M. Lancereaux (1), qui a trouvé l'artère cérébrale moyenne oblitérée 24 fois sur 44 cas.

Dans le résumé statistique qu'a publié M. Meissner (2), cet auteur arrive par l'examen de 32 cas aux résultats suivants, qui sont un peu différents :

Le plus fréquemment l'oblitération siégeait dans la terminaison de la carotide (7 fois dans l'une, 2 fois dans les deux), ensuite par ordre de fréquence dans la cérébrale postérieure (8 fois), dans l'artère sylvienne (7 fois), dans la basilaire (4 fois), dans la vertébrale (1 fois dans l'une et 1 fois dans les deux), dans l'artère du corps calleux (2 fois).

---

(1) Lancereaux, ouvr. cit., p. 19.

(2) Meissner, *Zur Lehre von der Thrombose und Embolie, Schmidt's Jahrbücher*, 1861, t. CIX, p. 89.

Nous devons rapprocher de ces données statistiques les résultats que nous ont fournis nos expériences; comme nous l'avons déjà indiqué c'était presque toujours dans la sylvienne que venaient s'accumuler de préférence les graines de tabac. Dans nos observations, il est vrai, les oblitérations des sylviennes s'étaient formées par coagulation sur place; il est intéressant de voir la thrombose se produire le plus fréquemment dans le même siége que l'embolie.

## CHAPITRE II.

### RAMOLLISSEMENTS QUI PEUVENT ÊTRE ATTRIBUÉS A L'ÉTAT ATHÉROMATEUX DES ARTÈRES CÉRÉBRALES.

Nous pensons que dans un certain nombre de cas où l'on n'a trouvé ni thrombose ni embolie, le ramollissement a pu dépendre des troubles circulatoires que produit la seule dégénérescence athéromateuse des artères cérébrales quand elle est avancée et surtout quand les artères sont tortueuses, ossifiées par places, et que leur calibre est plus ou moins rétréci. Les vieillards chez lesquels on trouve cette altération des artères cérébrales présentaient habituellement pendant leur vie des signes évidents d'ischémie encéphalique (vertiges, étourdissements, etc.), et au bout d'un certain temps avaient eu une ou plusieurs attaques d'hémiplégie annonçant un ramollissement qu'il nous paraît bien difficile d'attribuer à une autre cause qu'à l'ischémie cérébrale qui s'était déjà manifestée aux yeux de l'observateur. Dans ces cas on n'a point trouvé de point de départ embolique ni d'oblitération des artères cérébrales, il nous semble donc que l'on est en droit, jusqu'à un certain point, d'attribuer les accidents observés à la seule altération des parois artérielles; on peut objecter, il est vrai, qu'il est bien difficile d'affirmer d'une manière certaine la non-existence des oblitérations artérielles; que des thromboses peuvent s'être produites dans les fines ramifications artérielles (particulièrement dans les cas où les artères sont athéromateuses jusque dans leurs dernières divisions), où leur recherche est extrêmement difficile. Peut-être aussi dans ces cas les lésions des capillaires jouent-elles un rôle dans la production du ramollissement, mais nous n'avons pas de faits appartenant à cette série d'observations qui nous permettent de déterminer si cette altération des capillaires est plutôt primitive que consécutive; nous verrons plus tard que bien souvent elle est consécutive.

Quoi qu'il en soit, les observations que nous plaçons dans cette série présentent dans leurs lésions anatomiques quelques particularités qui permettent de les rapprocher les unes des autres. On y observe généralement des foyers de ramollissements multiples, des lacunes (1), souvent un état comme atrophique de la substance des hémisphères (état feutré), bref un ensemble d'altérations de l'encéphale qui indiquent un trouble général de la nutrition de cet organe. Nous devons dire que, vu l'âge avancé des malades de la Salpêtrière et la très-grande fréquence des altérations athéromateuses des artères, beaucoup d'observations que nous ne plaçons pas dans ce groupe, pourraient en être rapprochées; mais la présence d'une embolie, d'une thrombose, ou d'autres lésions importantes nous les a fait classer ailleurs.

---

(1) Ces lacunes sont, comme on le sait, de petites pertes de substance de la grosseur d'une tête d'épingle à un pois, contenant un liquide séreux, et qu'on rencontre le plus souvent dans les corps striés et les couches optiques, quelquefois dans la protubérance et dans le centre ovale de Vieussens. Il nous semble que c'est cette altération que M. Durand-Fardel a voulu décrire sous le nom d'état criblé du cerveau lorsqu'il dit (*Traité des maladies des vieillards*, p. 52) : « C'est dans « les corps striés surtout qu'il est facile d'étudier les effets de l'âge sur « la dilatation des vaisseaux et les effets de cette dernière sur la sub- « stance cérébrale. Chez les vieillards, on trouve souvent les corps « striés creusés de canaux ayant 3 millimètres de diamètre, et conte- « nant tous un vaisseau qui, vide de sang, paraît toujours d'une petitesse « hors de proportion avec le canal qui le contient. Ces canaux suivent « presque toujours une direction sinueuse, de sorte que, au premier « abord, il semble à la coupe du corps strié voir de petites cavités à « parois lisses et incolores, etc. »

M. Durand-Fardel attribue donc cette lésion à la dilatation des vaisseaux résultant des congestions cérébrales répétées; il nous paraît bien plus probable que ces lacunes résultent du trouble nutritif de la substance cérébrale, car elles coïncident habituellement avec un état athéromateux prononcé des artères cérébrales et de véritables foyers de ramollissement; il est d'ailleurs bien difficile de distinguer une grande lacune d'un petit foyer de ramollissement ancien, car ces lacunes sont aussi remplies de corps granuleux.

Troubles vagues; affaiblissement de l'intelligence et de la motilité; un peu d'hémiplégie droite; ramollissement de l'hémisphère gauche; lacunes nombreuses; état athéromateux des artères. (Observation due à **M.** le docteur Vulpian.)

Obs. XVII. — P... (Marie-Victoire), 66 ans, meurt le 28 février 1864, salle Saint-Philippe, n° 20, infirmerie de la Salpêtrière, service de M. Vulpian.

Cette femme a eu de fréquents étourdissements; elle entre plusieurs fois à l'infirmerie présentant des troubles assez vagues de l'intelligence et de la motilité. De temps en temps elle devient gâteuse, ne parle que fort imparfaitement. Dans l'intervalle de ses séjours à l'infirmerie, elle marche assez difficilement en se soutenant avec un bâton. On constate un faible degré de paralysie du côté droit, la bouche est un peu déviée à gauche.

Lors de sa dernière entrée à l'infirmerie (19 février 1864) son état s'était aggravé, elle ne parlait plus; l'intelligence était presque nulle, elle comprenait à peine ce qu'on lui disait, elle était gâteuse; la paralysie du côté droit existait toujours à un certain degré, après avoir présenté des alternatives d'aggravation et d'amélioration, il y avait de l'œdème des extrémités et quelques taches bulleuses de gangrène sur les membres inférieurs. Cet état s'aggrave encore, la respiration devient stertoreuse; les extrémités retombent inertes quand on les soulève, elles se refroidissent, et la malade succombe le 28 février.

Autopsie. — *Cavité cranienne. Artères de la base* athéromateuses; le calibre de l'artère sylvienne gauche est très-rétréci par des dépôts athéromateux. Une des branches a son calibre réduit environ à la moitié du calibre normal.

Du côté droit, l'état des artères est à peu près le même, mais l'artère sylvienne est moins rétrécie.

*Cerveau.* Ramollissement superficiel des circonvolutions occipitales gauches le long de la scissure interhémisphérique, et des circonvolutions inférieures du lobe sphénoïdal gauche, dont la pie-mère ne peut se détacher sans y produire des érosions; la couleur de ces parties est jaune, terreuse. Plusieurs de ces circonvolutions sont détruites dans toute leur épaisseur, et remplacées par un tissu cellulaire lâche, affaissé et infiltré de liquide séreux.

Profondément le ramollissement atteint presque la paroi supérieure du ventricule latéral; mais dans les parties profondes la substance cérébrale est conservée, bien que raréfiée.

6

Dans ces parties, nombreux corps granuleux; capillaires légèrement athéromateux; quelques corps amyloïdes.

*Corps strié gauche.* Ramollissement peu marqué de la partie superficielle et externe de la tête. Plusieurs petites lacunes dans les noyaux gris.

*Couche optique gauche.* Quelques lacunes.

*Corps strié droit* et *couche optique droite.* Quelques lacunes.

*Protubérance.* Deux petites lacunes, une de chaque côté de la ligne médiane antéro-postérieure.

Rien dans les autres parties de l'encéphale.

*Poumons.* Emphysémateux, congestionnés.

*Cœur, Foie* sains.

*Rate.* Noyau d'infarctus (?).

Eschare du sacrum pénétrant jusqu'aux os.

ATTAQUE APOPLECTIQUE (MORT EN HUIT JOURS); HÉMIPLÉGIE MAL DÉFINIE; PLUSIEURS LACUNES ET PLUSIEURS FOYERS DE RAMOLLISSEMENT DANS DIVERSES PARTIES DE L'ENCÉPHALE; ARTÈRES DE LA BASE TRÈS-ATHÉROMATEUSES. (Observation due à M. le docteur VULPIAN.)

OBS. XVIII. — T... (Rose), 73 ans, entre le 29 mars 1864 à l'infirmerie de la Salpêtrière, salle Saint-Jean, 2, service de M. Vulpian.

D'après ce qu'apprennent les parents de la malade, elle aurait eu en 1863 une attaque apoplectiforme avec hémiplégie droite à la suite de laquelle elle aurait conservé un peu d'affaiblissement du côté droit et d'embarras de la parole; elle marchait cependant encore le 28 mars.

Le 29 mars, attaque apoplectique, demi-coma. Le côté droit est plus faible que le gauche; commissure labiale tirée à gauche, sensibilité obtuse.

Le 4 avril, résolution complète; respiration stertoreuse.

Le 6, mort.

AUTOPSIE. — *Cavité cranienne.* Pas de néo-membranes de la dure-mère.

*Artères de la base* très-fortement athéromateuses, jusque dans les petites branches, le calibre en est considérablement réduit dans plusieurs points. Pas de caillots anciens.

*Encéphale.* Plusieurs petits foyers de ramollissement, les uns récents, les autres plus anciens, dans les noyaux blancs des deux hémisphères. Plusieurs lacunes dans les corps striés. Dans le corps strié droit foyer de ramollissement récent, rougeâtre, du volume d'une noisette.

Une petite lacune dans la couche optique gauche, rien dans la droite; la protubérance présente plusieurs lacunes de chaque côté de la ligne médiane.

*Poumons.* Emphysème et congestion.

*Cœur.* Dépôts athéromateux légers dans l'épaisseur des valvules.

Pas de lésions viscérales.

ATTAQUE APOPLECTIQUE ; HÉMIPLÉGIE DROITE ; RAMOLLISSEMENT SUPERFICIEL DU CERVEAU ; ARTÈRES CÉRÉBRALES ET AORTE ATHÉROMATEUSES ; HYPERTROPHIE DU CŒUR ET LÉSIONS VALVULAIRES. (Observation due à M. le docteur VULPIAN.)

OBS. XIX. — T... (Marie), 67 ans, meurt le 2 mai 1864, salle Saint-Nicolas, 3, hospice de la Salpêtrière, service de M. Vulpian.

Cette femme est entrée plusieurs fois à l'infirmerie, pour des accidents de congestion pulmonaire compliquant une affection cardiaque ; elle est très-sujette aux étourdissements accompagnés même quelquefois de perte passagère de connaissance. C'est cet accident qui l'amène le 4 avril à l'infirmerie. On constate de plus : congestion pulmonaire, affection cardiaque (un peu d'hypertrophie ; souffle au premier temps et à la pointe, extrémités inférieures œdématiées, albuminurie). Elle a déjà eu plusieurs fois de l'albumine dans les urines. Pas de paralysie.

25 avril. Depuis quelques jours la malade divaguait de temps en temps et était fréquemment agitée. Cette nuit, attaque d'*hémiplégie droite* incomplète ; commissure labiale gauche tirée en haut ; sensibilité émoussée, intelligence abolie : la malade ne répond point aux questions qu'on lui fait. Elle s'affaiblit peu à peu et meurt le 2 mai 1864.

AUTOPSIE. — *Artères de la base* très athéromateuses, jusque dans leurs divisions secondaires ; les athéromes se prolongent aussi dans les artères du corps calleux.

*Cerveau.* Ramollissement superficiel offrant des points d'apoplexie capillaire, jaune dans certains points et occupant la circonvolution postérieure de la scissure de Sylvius du côté droit (1). La pie-mère adhère en ces points à la substance cérébrale ; pas d'autres altérations de l'encéphale.

*Poumons* congestionnés à la base, légèrement emphysémateux aux sommets.

*Cœur* très-volumineux, parois hypertrophiées ; dilatation des cavités ; un peu d'insuffisance aortique. Les valvules sigmoïdes présentent des indurations athéromateuses et sont déformées. La valvule mitrale est épaissie, petite ; végétations sur ses valves ; pas de caillots anciens dans les cavités du cœur.

---

(1) Il est probable que l'on se sera trompé sur le côté ou de l'hémiplégie ou du ramollissement.

*Aorte* athéromateuse à son origine. Pas de lésions dans les autres organes, sauf une tumeur fibreuse de l'utérus.

HÉMIPLÉGIE DROITE (MORT EN NEUF JOURS); RAMOLLISSEMENTS MULTIPLES DE L'HÉMISPHÈRE GAUCHE; AORTE ATHÉROMATEUSE; ARTÈRES DE LA BASE IMPARFAITEMENT EXAMINÉES. (Observation due à M. le docteur VULPIAN.)

OBS. XX. — F... (Marie-Louise), 88 ans, entre le 19 décembre 1862, salle Saint-Thomas, 5, infirmerie de la Salpêtrière, service de M. Vulpian.

Cette malade, qui avait fréquemment des étourdissements et qui n'avait jamais été paralysée, se plaignait depuis trois semaines environ de fourmillements et d'engourdissements du membre supérieur droit. La veille de son entrée à l'infirmerie, elle est prise de vomissements, tombe dans un état d'affaissement considérable et ne parle plus depuis lors. A son entrée on constate : hémiplégie droite complète ; quelques mouvements réflexes du membre inférieur; sensibilité conservée, intelligence obtuse, parole abolie, température plus élevée à droite qu'à gauche.

Les jours suivants, même état; cependant elle a pu un jour prononcer quelques mots; la paralysie est toujours complète; il n'y a jamais eu de mouvements réflexes du membre supérieur, et ils ont toujours été très-peu accusés dans le membre inférieur.

Mort le 28 décembre 1862.

AUTOPSIE. — *Cavité cranienne. Artères de la base* athéromateuses; n'ont pas été ouvertes avec soin; plénitude et gonflement considérables des vaisseaux de la pie-mère et de tous les rameaux qui se rendent au sinus longitudinal supérieur; sérosité abondante, citrine du côté droit, teinte de sang du côté gauche. Pas de caillot dans la cavité de l'arachnoïde.

*Cerveau.* — 1° Au voisinage du sillon de Rolando gauche, ramollissement superficiel, s'étendant cependant dans une petite portion de la substance blanche, gris jaunâtre, ayant la consistance de crème épaisse.

2° Dans la partie latérale du lobe postérieur, autre foyer de ramollissement plus étendu, se prolongeant jusqu'à la corne postérieure du ventricule latéral. Il est de même apparence que le précédent, mais offre une coloration rougeâtre en un point voisin du ventricule.

3° Ramollissement rouge, d'une épaisseur d'un demi-centimètre, siégeant à la surface du corps strié gauche. Ces parties contiennent un grand nombre de corps granuleux; les vaisseaux semblent dilatés et sont remplis de sang au niveau des parties rouges du ramollissement.

*Cœur* sain.

*Aorte.* Nombreuses plaques athéromateuses et calcaires.

*Poumons.* Congestion presque pneumonique du lobe inférieur droit. Rien dans les autres organes.

HÉMIPLÉGIE GAUCHE SUBITE (DATANT DE DIX MOIS AVANT LA MORT); RAMOLLISSEMENT JAUNE DU LOBE POSTÉRIEUR ET DU CORPS STRIÉ DROIT; INFARCTUS DES REINS; ATHÉROMES ULCÉRÉS DE L'AORTE; OSSIFICATION ET ATHÉROMES DE L'ARTÈRE BASILAIRE. (Observation due à M. le docteur CHARCOT.)

OBS. XXI. — P... (Rosalie), 63 ans, morte le 26 août 1863, salle Sainte-Rosalie, n° 1, hospice de la Salpêtrière, service de M. Charcot.

Cette femme entre le 28 février 1863 à l'infirmerie; elle est démente, gâteuse. On apprend de ses parents qu'elle eut, quatre mois auparavant, une attaque subite d'hémiplégie qui la plongea dans l'état où elle se trouve actuellement.

Hémiplégie gauche complète avec résolution. Mouvements réflexes du membre inférieur. Pas de différence de température des deux côtés. Bouche déviée en dehors et en haut. Sensibilité conservée partout.

Intelligence très-faible; perte de la mémoire. Embarras de la langue, mais la malade peut former des phrases. (Pas d'aphémie.) Urines non albumineuses.

Elle s'affaiblit progressivement et meurt le 26 août.

AUTOPSIE. — *Cavité cranienne. Artères de la base.* Artère basilaire tortueuse, ossifiée et presque oblitérée en un point par un dépôt athéromateux qui, sans s'être ouvert, fait saillie dans la lumière du vaisseau.

*Cerveau. Hémisphère droit.* Ramollissement jaune à la surface, de consistance caséeuse à la profondeur occupant dans presque toute leur étendue les lobes postérieur et moyen; cependant la circonvolution transverse postérieure n'est pas atteinte et marque la limite entre les parties ramollies et les parties saines.

Corps strié ramolli, presque détruit; couche optique altérée, mais moins cependant.

Insula de Reil et circonvolutions frontales saines.

*Hémisphère gauche* sain.

*Poumons.* Emphysémateux.

*Reins.* Nombreuses dépressions cicatricielles noires à la surface, correspondant à des infarctus qui, en pénétrant dans la substance corticale, conservent l'état induré et la coloration noire. Mais au centre ils offrent çà et là des noyaux d'une teinte chamois.

*Cœur,* mou, flasque, friable, couleur feuille-morte.

*Aorte*. Collections athéromateuses dont plusieurs sont ouvertes. L'une d'elles siége au niveau de l'origine des vaisseaux du cou.

Dans l'aorte inférieure plusieurs dépressions, dont deux atteignant la grosseur d'une amande, sont remplies de matière athéromateuse et recouvertes d'un kyste fibrineux ovoïde, présentant à son centre un ramollissement pseudo-purulent.

Nous rapprochons des faits précédents l'observation suivante dans laquelle on n'a pas trouvé de lésions manifestes de la substance cérébrale, mais qui nous paraît un type de ces accidents cérébraux dus aux troubles circulatoires dépendant de la seule dégénérescence athéromateuse des artères cérébrales.

ACCIDENTS ISCHÉMIQUES VAGUES ; ARTÈRES DE LA BASE TRÈS-ATHÉROMATEUSES ; PAS DE LÉSION APPRÉCIABLE DANS L'ENCÉPHALE, (Observation due à M. le docteur VULPIAN.)

OBS. XXII. — L... (Elisabeth), 66 ans, morte le 18 décembre 1862, salle Saint-Denis, 9, hospice de la Salpêtrière, service de M. le docteur Vulpian.

Cette femme, qui était sujette aux étourdissements et aux pertes de connaissance, entra à plusieurs reprises à l'infirmerie.

Le jour de sa dernière entrée, 21 septembre 1862, elle eut une attaque épileptiforme et resta dans un état d'hébétude assez prononcé, comprenant avec peine ce qu'on lui disait, et y répondant d'une façon inintelligible. Sensibilité très-émoussée.

Les mouvements sont lents et difficiles ; elle serre très-faiblement des deux mains ; on croit remarquer un peu plus de faiblesse du côté droit ; il n'y a pas de déviation de la face.

Cet état de faiblesse générale et de vague de l'intelligence présenta quelques alternatives d'amélioration et d'aggravation. Un jour elle eut plusieurs lipothymies incomplètes ; bientôt elle tomba dans une prostration extrême et succomba le 18 décembre sans présenter d'hémiplégie bien déterminée.

AUTOPSIE. — *Cavité cranienne*. Artères de la base très-athéromateuses ; plaques athéromateuses irrégulières très-épaisses et devant sans nul doute obstruer en plusieurs points, d'une manière incomplète il est vrai, un grand nombre de ces artères.

L'encéphale a été examiné avec soin et l'on n'y a point trouvé de lésion. Pas de dilatation des ventricules.

*Cœur* sain.

Pas de lésion importante dans les viscères.

(*Note de M. Vulpian.* Il est probable que les accidents cérébraux observés pendant la vie ont été dus seulement aux embarras de la circulation cérébrale, causés par l'état des artères et augmentant par moments.)

## CHAPITRE III.

### § I. — Ramollissements pouvant être rapportés à l'embolie capillaire.

Dans les observations que nous venons d'analyser, le ramollissement pouvait être rapporté soit à une oblitération constatée, soit à la dégénérescence athéromateuse des artères cérébrales. Dans la nouvelle série d'observations que nous abordons, on n'a pas retrouvé d'oblitération artérielle; dans la plupart, il est vrai, existe une altération athéromateuse des artères cérébrales analogue à celle que nous avons indiquée dans notre seconde série d'observations, mais il vient s'y ajouter un nouvel élément pathogénique (ulcérations de la crosse aortique, caillots ramollis des cavités du cœur) qui souvent paraît avoir produit des accidents graves et même quelquefois des morts subites.

En raison de l'âge avancé des malades de la Salpêtrière, dans presque toutes nos observations, l'aorte et ses branches étaient plus ou moins altérées. Lorsqu'il n'y a que des plaques jaunes athéromateuses, ou même quelques plaques calcaires, sans ulcérations de la membrane interne, ces altérations n'entraînent pas d'autres troubles que ceux qui peuvent résulter de la rigidité et de la perte d'élasticité des parois artérielles; mais si l'altération est plus avancée, s'il s'est formé des abcès athéromateux, des ulcérations de la tunique interne laissant à nu des plaques calcaires saillantes, il n'en sera plus de même; le contenu des abcès formé en grande partie de corps granuleux et de lamelles, de cholestérine, des débris détachés des ulcérations, pourront se mêler au sang; des kystes fibrineux pourront se former sur les ulcérations et sur les plaques calcaires et devenir autant de causes d'embolie.

Au point de vue du ramollissement cérébral, l'athérome ulcéré de l'aorte ne peut avoir de valeur que s'il siége dans la partie de la crosse qui est antérieure à la naissance des artères du cou (qui peuvent aussi, quoique plus rarement, présenter la même lésion). Or l'altération athéromateuse de l'aorte, ainsi que sa calcification, a plutôt pour siége de prédilection l'aorte abdominale, où elle peut devenir la cause d'infarctus des reins ou des autres viscères, mais où elle ne peut pas produire le ramollissement cérébral.

Ces ulcérations, les caillots qui se forment à leur niveau, et la boue athéromateuse peuvent, comme nous l'avons déjà dit, produire des embolies des artères cérébrales, lorsqu'il se détache des fragments suffisamment volumineux ; dans les observations qui suivent, il paraît plutôt que la matière athéromateuse ait pénétré jusque dans les fines ramifications artérielles, puisque les gros troncs ont été trouvés libres, peut-être aussi dans les cas où les artères cérébrales étaient très-athéromateuses, a-t-il suffi pour les oblitérer de minces parcelles qui ont échappé a l'examen cadavérique.

ATTAQUE APOPLECTIQUE; HÉMIPLÉGIE DROITE (MORT EN TROIS JOURS); RAMOLLIS- SEMENT CONSIDÉRABLE DE L'HÉMISPHÈRE GAUCHE; ULCÉRATIONS ATHÉROMATEU- SES DE LA CROSSE DE L'AORTE ET DES VAISSEAUX QUI EN NAISSENT. (Obser- vation due à M. VULPIAN.)

Obs. XXIII. — M... (Adélaïde), âgée de 74 ans, morte le 23 no- vembre 1864, à l'infirmerie de la Salpêtrière, salle Saint-Denis 11, ser- vice de M. Vulpian.

Cette malade entre à l'infirmerie pour de l'embarras gastrique et des palpitations. On constate un double bruit de souffle à la base du cœur.

Le 20 novembre, attaque apoplectique; hémiplégie droite complète; légers mouvements réflexes; sensibilité obtuse. La malade ne peut point parler et ne semble pas comprendre ce qu'on lui dit; pouls fort, rebondissant, fréquent.

Les jours suivants, l'état s'aggrave; elle n'a pas prononcé un mot depuis son attaque.

Morte le 23 novembre.

Autopsie. — *Cavité cranienne.* Pas de néo-membranes de la dure mère.

*Artères de la base* athéromateuses, surtout celles du côté droit. Au- cun caillot à leur intérieur. L'examen a été cependant fait avec soin. On n'a pas trouvé d'obstruction des petites artères, qui étaient athéroma- teuses en un grand nombre de points.

*Cerveau. Hémisphère gauche*, ramollissement blanc, rosé par places, avec un abondant piqueté rouge d'apoplexie capillaire disséminé. Ce ra- mollissement est très-étendu, occupe tout l'hémisphère, sauf le quart antérieur et le quart postérieur; il s'étend à la partie la plus externe du noyau extraventriculaire du corps strié et à l'insula de Reil. Il occupe surtout la substance blanche. La substance grise des circonvolutions n'est atteinte que par places.

Rien dans l'hémisphère droit.

*Poumons.* Un peu d'œdème et d'emphysème.

*Cœur.* Insuffisance aortique; rétraction des valvules sigmoïdes athéromateuses; pas de caillots anciens dans aucune des cavités.

*Aorte.* Altération athéromateuse très-prononcée de la crosse, surtout au niveau de la naissance de la sous-clavière gauche; ulcérations des parois de ce vaisseau à son embouchure, recouvertes de boue athéromateuse; cette altération se retrouve aussi à l'origine de la vertébrale. Altération analogue, mais moindre du tronc brachio-céphalique. Aorte descendante très-athéromateuse, surtout au niveau du tronc cœliaque, des mésentériques et à sa bifurcation.

Pas d'altération des autres organes.

H ÉMIPLÉGIE GAUCHE SUBITE; RAMOLLISSEMENT DU LOBE POSTÉRIEUR DROIT (JAUNE ET BLANC); GANGRÈNE PULMONAIRE; ABCÈS ATHÉROMATEUX DE L'AORTE; PAS D'INFARCTUS. (Observation due à M. CHARCOT.)

O BS. XXIV. — M... (Jeanne), âgée de 62 ans, morte le 16 avril 1862, à l'hospice de la Salpêtrière, salle Saint-Alexandre, 12, service de M. le docteur Charcot.

Renseignements très-vagues; grande faiblesse intellectuelle. On prétend dans son dortoir qu'elle a déjà eu des étourdissements et une faiblesse du bras gauche.

Le 16 mars, hémiplégie gauche incomplète, sans perte de connaissance; tendance de la malade à tourner la tête à droite; sensibilité un peu diminuée du côté gauche; température un peu plus élevée à gauche qu'à droite; elle répond à peine aux questions qu'on lui fait; l'intelligence est très-faible.

Les jours suivants la paralysie du côté gauche devient plus complète; on remarque toujours une température plus élevée du côté gauche. Il y a un peu de contracture dans le côté paralysé.

La malade s'affaiblit, tombe dans l'adynamie et succombe le 11 avril.

A UTOPSIE. — *Cavité cranienne.* Artères de la base remarquablement peu athéromateuses, ne contiennent pas de caillots.

*Cerveau.* Ramollissement jaune à la surface, occupant tout le lobe postérieur droit; blanc pultacé dans la profondeur, et ne s'étendant pas jusqu'à la cavité du ventricule.

Ces parties contiennent de nombreux corps granuleux; les vaisseaux n'y parraissent pas très-altérés. Les couches optiques sont ramollies, à surface irrégulière, et paraissent diminuées de volume. Les deux corps striés paraissent également atrophiés; on y remarque des lacunes siégeant dans les parties ventriculaires, et formées d'une substance molle celluleuse infiltrée de liquide.

*Poumons.* Dans le lobe inférieur gauche, foyer gangréneux assez considérable. Les branches des artères pulmonaires répondant à ce foyer contiennent des caillots.

*Cœur.* Pas d'altération, pas de caillots anciens.

*Aorte.* A 5 où 6 centimètres au-dessus des valvules aortiques (qui ne présentent qu'un peu d'opacité) commence un état athéromateux remarquable qui de là s'étend à toute l'*aorte thoracique*. Boue athéromateuse en plusieurs points; dans d'autres, plusieurs abcès athéromateux non rompus se trouvent sur les parois; d'autres ouverts sont couverts de masses fibrineuses, pultacées.

Rien d'important dans les autres organes; pas d'infarctus.

ATTAQUE APOPLECTIQUE (MORT EN NEUF JOURS); HÉMIPLÉGIE DROITE; CONTRACTURE AU DÉBUT; RAMOLLISSEMENT DE L'HÉMISPHÈRE GAUCHE; ULCÉRATIONS ATHÉROMATEUSES DE LA CROSSE AORTIQUE. (Observation due à M. VULPIAN.)

OBS. XXV. — N... (Marie-Louise), âgée de 82 ans, morte le 24 mai 1865, à l'infirmerie de la Salpêtrière, salle Saint-Mathieu, 5, service de M. Vulpian.

Depuis plusieurs années déjà cette malade ne marchait pas, elle était gâteuse, mais ne présentait pas d'hémiplégie accusée.

Le 15 mai, attaque apoplectique; les deux globes oculaires sont portés à gauche; on ne peut pas les lui faire tourner à droite; membres roides, surtout du côté droit. Sensibilité très-obtuse, intelligence presque nulle, parole abolie.

Les jours suivants, la malade ne sort pas de sa stupeur apoplectique. L'hémiplégie droite se dessine bien, et succède à la roideur qui avait subsisté pendant deux jours.

Le 17 mai, l'hémiplégie droite est complète, avec déviation de la face à gauche; paralysie du buccinateur droit; température plus élevée à droite qu'à gauche; sensibilité conservée.

La stupeur apoplectique augmente. Mort, le 24 mai.

AUTOPSIE. — *Cavité cranienne.* Pas de néo-membranes de la dure mère.

*Artères de la base* très-athéromateuses; pas de caillots anciens dans les grosses branches.

*Cerveau.* Ramollissement de la partie postérieure du lobe antérieur gauche, situé immédiatement en avant du sillon de Rolando. Ce ramollissement a détruit surtout les parties postérieures des deuxième et troisième circonvolutions frontales gauches. Il se prolonge en dedans jusqu'à une petite distance du corps strié qui est sain. On y retrouve une foule de corps granuleux ; plusieurs vaisseaux (surtout les capillaires volumineux) sont très-granuleux ;  on n'y a pas retrouvé d'oblitération manifeste ; on observe en outre, des détritus de tubes nerveux et quelques tubes nerveux intacts ; pas d'autre lésion de l'encéphale.

*Poumons.* Congestion apoplectique de la partie postérieure d'un des poumons. Emphysème.

*Cœur* sain.

*Aorte.* Un peu avant que la crosse ne devienne horizontale, l'aorte est très-athéromateuse, calcifiée par places, ulcérée en d'autres points et présentant une boue athéromateuse contenant beaucoup de graisse et de cholestérine en plaques. A l'origine des vaisseaux du cou, et surtout du tronc brachio-céphalique, existent de profondes ulcérations, avec boue athéromateuse. La lésion se continue dans l'aorte thoracique, puis cesse dans une petite étendue pour reparaître un peu au-dessus de la bifurcation.

*Reins, rate,* etc., sains ; pas d'infarctus.

HÉMIPLÉGIE GAUCHE ; PAS DE  TROUBLES DE L'INTELLIGENCE NI DE LA PAROLE ; RAMOLLISSEMENT DU LOBE MOYEN DROIT ; ARTÈRES ATHÉROMATEUSES ; ABCÈS ATHÉROMATEUX DE LA CROSSE AORTIQUE. (Observation due à M. CHARCOT.)

OBS. XXVI. — Y... (Marie-Catherine), âgée de 83 ans, morte le 13 septembre 1863, à l'hospice de la Salpêtrière, salle Saint-Alexandre, n° 22, service de M. le docteur Charcot.

Cette malade, qui est entrée fréquemment à l'infirmerie pour un catarrhe de la vessie, dit avoir eu une hémiplégie gauche, sans perte de connaissance, en 1849. Au bout d'un certain temps elle put marcher. Depuis trois semaines, anorexie, constipation, fréquents étourdissements.

Le 19 août, attaque d'hémiplégie gauche, sans perte de connaissance ; elle s'aperçoit qu'elle ne peut pas se servir du bras gauche, et entre à l'infirmerie, où l'on constate l'état suivant :

Pas d'aphasie ni d'embarras de la parole ; mémoire bien conservée, membre supérieur gauche contracturé, avant-bras légèrement fléchi sur le bras, membre inférieur gauche faible ; la malade ne peut se tenir debout. Sensibilité obtuse à gauche, urine albumineuse, température plus élevée dans la main gauche que dans la droite ; au thermomètre on trouve : main droite, 36° 2/5 ; gauche, 36° 4/5 ; rectum, 37° 3/5.

Bientôt une eschare se forme au sacrum, la malade est prise de frissons. Le 12 septembre, température, 39° 1/5; l'intelligence subsiste.

Mort, le 13 septembre.

Autopsie. — *Cavité cranienne*. Membranes adhérentes, surtout à droite, s'enlevant assez difficilement et entraînant par places de petites portions de substance cérébrale.

*Artères de la base* très-athéromateuses, pas de caillots.

*Cerveau. Hémisphère droit.* Plaques jaunes, situées sur les première et deuxième circonvolutions, et un peu sur la troisième du lobe antérieur, sur plusieurs circonvolutions du lobe postérieur, et au fond de la scissure de Rolando. Ces plaques jaunes s'étendent en profondeur; mais dans ces parties profondes le ramollissement devient blanc pultacé, et s'étend jusqu'au corps strié et à la couche optique qui sont sains.

*Hémisphère gauche.* Quelques plaques non circonscrites, sur lesquelles la substance grise a une coloration hortensia avec pointillé rouge. Lésion d'ailleurs superficielle.

*Poumons.* Double pleurésie purulente, nombreux abcès métastatiques à la surface des deux poumons.

*Cœur.* Parois très-pâles, pas de lésions; le cœur droit présente des caillots décolorés et tenaces; valvules sigmoïdes indurées.

*Foie, rate,* sains.

*Reins.* Couche corticale atrophiée.

*Vessie.* Cystite folliculeuse.

*Aorte* athéromateuse; au niveau du tronc brachio-céphalique, abcès athéromateux ouverts, et dont la substance est à nu dans l'artère.

Pas d'hémiplégie diagnostiquée; ramollissement jaune (superficie), blanc (profondeur) du lobe postérieur de l'hémisphère droit; aorte thoracique très-athéromateuse; débris athéromateux dans l'artère crurale (non athéromateuse). (Observation due à M. Charcot.)

Obs. XXVII. — B... (veuve T...), âgée de 79 ans, morte le 20 avril 1862, à l'hospice de la Salpêtrière, salle Saint-Luc, n° 1, service de M. le docteur Charcot.

Cette femme se rend à pied à l'infirmerie le 18 avril; elle ne présente aucun signe d'hémiplégie, au moins rien d'assez évident pour appeler l'attention; aucun embarras de la parole, aucune déviation des commissures labiales. Elle se plaint d'un point de côté; elle a l'aspect d'une femme débilitée et atteinte d'une affection thoracique ancienne. Œdème des membres inférieurs, cyanose de la face; pas d'albuminurie; râles sous-crépitants nombreux des deux côtés; pas de souffle.

Elle meurt le 20 avril.

*Autopsie.* — *Cavité cranienne. Artères de la base* légèrement athéromateuses, ne contiennent pas de caillots.

*Cerveau.* Ramollissement jaune à la surface, blanc pultacé dans la profondeur occupant presque toute l'étendue du lobe postérieur droit, mais ne s'étendant pas jusqu'au ventricule latéral. Dans la *couche optique* droite, lacune assez considérable. Les parties ramollies contiennent beaucoup de corps granuleux accumulés autour des vaisseaux qui sont eux-mêmes atteints de dégénérescence graisseuse.

*Cœur.* Pas de lésion, si ce n'est une légère hypertrophie du cœur gauche.

*Foie* muscade.

*Reins, rate,* pas d'infarctus.

*Poumons.* Pneumonie granuleuse double.

*Aorte.* A 2 à 3 centimètres au-dessus des valvules sigmoïdes, commence une vaste ulcération recouverte d'une boue rougeâtre, grenue, qui fait saillie dans le calibre du vaisseau, composée de fibrine et de dé·bris athéromateux (contenant de la graisse, des corps granuleux, des lamelles de cholestérine); en plusieurs points, plaques calcaires. Cette altération s'étend dans toute l'aorte thoracique, mais devient moins considérable dans l'aorte abdominale.

On a examiné le sang extrait de l'extrémité inférieure de l'*artère crurale droite.* Cette artère n'était pas athéromateuse et le sang contenait des éléments identiques à ceux de l'athérome aortique ; il n'y manquait que des cristaux de cholestérine. (Voy. Pl. II, fig. 1, 2.)

L'embolie capillaire peut encore avoir pour point de départ les caillots anciens du cœur dont la surface peut se désagréger, ou dont la partie centrale, devenue puriforme, peut s'échapper par déchirure. Nous ne répéterons pas ici la description de ces caillots, qui a été faite de façon à ne rien laisser à désirer (1).

Nous devons mentionner aussi l'endocardite ulcéreuse dont nous ne possédons pas d'observations. Nous rapporterons seulement ici trois cas dans lesquels le mélange au sang de matière granuleuse provenant de caillots anciens du cœur a pu jouer un rôle dans la production des accidents. Dans un de ces cas, l'examen du sang contenu dans le ventricule y a révélé la présence de corps granuleux.

---

(1) Voy. Charcot, *Mém. de la Soc. de biol., passim;* Vulpian, Union médicale. 1865, t. 1, n° 18.

Obs. XXVIII. — P... (Marie), 73 ans, morte le 26 juin 1862, salle Saint-Thomas, n° 3, infirmerie de la Salpêtrière, service de M. Vulpian.

Cette femme a eu à plusieurs reprises de très-violents étourdissements avec pertés non complètes de la connaissance; mais pas de paralysie, dit-elle.

Elle rentre le 22 juin présentant une faiblesse considérable, avec prostration et perte de la parole; tête penchée à droite. Ces symptômes disparaissent presque complétement, puis se reproduisent à plusieurs reprises. Il survient alors (ce qui n'existait pas avant) une paralysie incomplète du côté droit. La sensibilité est conservée. L'état s'aggrave peu à peu; elle tombe dans le coma, et meurt le 26 juin 1862.

Autopsie. — *Cavité crânienne.* Pas de néo-membranes de la dure-mère; artères de la base athéromateuse, en plusieurs points dans toute leur circonférence; pas de caillot dans les grosses artères.

*Cerveau.* Ramollissemént ancien jaune, occupant la partie la plus reculée des deux lobes occipitaux.

Du côté gauche le ramollissement jaune superficiel repose sur un ramollissement blanc qui s'étend à une assez grande profondeur; lacune ancienne du corps strié gauche.

*Hémisphère cérébelleux droit.* Ramollissement de sa partie postérieure; jaune à sa surface, mais présentant une coloration blanche et un aspect pulpeux dans sa profondeur.

On retrouve dans ces parties des corps granuleux nombreux.

*Poumons* congestionnés.

*Cœur* graisseux; pas de lésion des orifices; fibrine ramollie, brûnâtre, d'aspect ancien dans le ventricule gauche, l'examen microscopique montre qu'elle est en voie de régression, et fait découvrir des corps granuleux nombreux dans le sang récueilli dans le ventricule gauche.

*Aorte.* Nombreuses plaques calcaires et athéromateuses.

*Foie, rate* sains.

*Reins.* Un infarctus très-limité.

L'état fortement athéromateux des artères cérébrales a pu être ici la cause des accidents, et nous ne pouvons affirmer que le ramollissement ait été produit par les caillots du cœur; cependant la présence de corps granuleux dans le sang ne permet guère de douter qu'ils n'aient contribué, au moins pour une certaine part, à la production des accidents cérébraux et en particulier de l'attaque apoplectiforme.

HÉMIPLÉGIE DROITE; GANGRÈNE DES MEMBRES DROITS; RAMOLLISSEMENT DU CORPS STRIÉ GAUCHE; KYSTES FIBRINEUX A CONTENU PURIFORME DANS LES DEUX AURICULES; APOPLEXIE PULMONAIRE. (Observation due à M. le docteur VULPIAN).

OBS. XXIX. — C... (Marguerite), 75 ans, morte le 15 mai 1863, salle Saint-Jean, n° 25, infirmerie de la Salpêtrière, service de M. le docteur Vulpian.

Cette femme était déjà entrée à l'infirmerie en 1862 pour de la bronchite et de l'albuminurie. Elle en était sortie en bon état le 27 février 1863.

Le 24 mars 1863, elle rentra pour de la bronchite et présentait encore un peu d'albuminurie.

Le 4 avril, attaque d'*hémiplégie droite*, face déviée à gauche. Yeux portés tous les deux à gauche; elle ne peut que fort imparfaitement les diriger à droite; langue déviée du côté paralysé.

Paralysie complète des membres du côté droit; le bras et la jambe retombent inertes; légers mouvements réflexes du membre inférieur.

*Sensibilité* conservée.

*Intelligence* conservée; la malade répond, indistinctement il est vrai, aux questions qu'on lui adresse; il n'y a pas eu de perte de connaissance.

Les jours suivants la paralysie sembla un peu diminuer, de même que la déviation des yeux.

Le 23 avril. Teinte cyanosée et refroidissement du pied droit et de la main droite; on ne peut y constater de battements artériels; la malade y ressent des douleurs assez vives.

Les jours suivants la teinte des deux membres devint plus foncée, et il s'établit bientôt une vraie gangrène sèche du membre inférieur droit remontant jusqu'au genou, tandis que dans le membre supérieur la mortification s'accompagna d'œdème. Ces parties répandirent bientôt l'odeur caractéristique de la gangrène, il survint du délire et la malade succomba le 14 mai 1863.

AUTOPSIE. — *Cavité cranienne*. Pas de néo-membranes de la dure-mère.

*Vaisseaux de la base* athéromateux par place; dans quelques points l'épaississement est assez considérable pour rétrécir notablement la

lumière du vaisseau; la terminaison de la carotide est surtout athéromateuse.

*Encéphale.* Pas de lésions superficielles; pas de congestion.

*Corps strié gauche.* Ramollissement blanc sans trace de congestion,
contenant un liquide laiteux. Ce ramollissement semble formé par la
réunion d'une foule de petites lacunes; il occupe la moitié postérieure
du corps strié et siége exclusivement dans le noyau extraventriculaire
(lenticulaire) et la capsule interne; il n'atteint pas le prolongement
caudiforme du noyau caudé (intraventriculaire) ni la capsule externe.
La portion la plus interne du corps strié était seule atteinte. On y retrouve une foule de corps granuleux.

Pas de lésions des autres parties de l'encéphale.

*Appareil circulatoire. — Cœur.* Un peu hypertrophié et dilaté; une
plaque laiteuse du péricarde; pas de lésion du tissu du cœur, sauf un
léger épaississement des valvules. Dans chaque auricule on retrouve
un caillot grisâtre décoloré, mou, de la grosseur d'une aveline. Ces
caillots contiennent une matière puriforme, trouble, blanc grisâtre,
dans laquelle on retrouve de la fibrine réduite à l'état granulaire, des
granulations graisseuses, quelques rares éléments fusiformes, et un
grand nombre de leucocytes dont plusieurs sont remplis de granulations
graisseuses.

*Artère pulmonaire.* On n'y a trouvé que des caillots récents.

*Aorte* athéromateuse, surtout dans sa partie inférieure, et au niveau
des artères rénales qui sont très-athéromateuse; ne contient pas de
caillots.

*Artère iliaque primitive et iliaque externe droites.* Caillots récents,
à peine adhérents aux parois, mais subissant déjà un commencement
de décoloration.

*Artère fémorale droite.* A 2 centimètres environ de l'arcade crurale
commence le caillot ancien adhérent à la paroi qui paraît saine, quoique ses vasa vasorum soient congestionnés. Le caillot est gris rougeâtre, ramolli et friable à són centre, et se prolonge dans les diverses
branches de l'artère fémorale. Il est formé de fibrine en partie à l'état
granulaire dans laquelle on retrouve des granulations graisseuses et
des leucocytes en partie granuleux.

*Veine fémorale,* renferme du sang récemment coagulé.

Les *vaisseaux* du membre inférieur gauche étaient parfaitement intacts.

*Artères carotides* saines, pas de caillots.

*Membre supérieur droit.* Caillot ancien long de 3 à 4 centimètres siégeant dans l'artère axillaire à 2 ou 3 centimètres au-dessous de la clavicule. Ce caillot adhère à la face postéro-externe du vaisseau qu'il n'oblitère pas d'une façon absolue. Caillots récents dans les branches et les terminaisons de l'artère axillaire.

*Veines* oblitérées par des caillots relativement récents; le caillot paraît plus ancien, et l'oblitération plus complète dans la veine basilique.

*Poumons.* Œdème des deux poumons, surtout dans la partie postérieure. Noyau d'apoplexie pulmonaire dans le poumon droit, au centre duquel on trouve un petit noyau d'hépatisation granuleuse.

*Foie* et *rate* sains.

*Reins* dans une étendue de 3 à 4 centimètres. Atrophie du tissu avec dépôt de pigment (peut-être résultat d'une ancienne apoplexie rénale).

M. Vulpian fait remarquer au sujet de cette observation que l'apparition de gangrènes des membres a pu faire connaître pendant la vie un ramollissement cérébral de nature embolique. La soudaineté des accidents cérébraux avait d'abord fait penser à une hémorrhagie cérébrale.

### § II. — Accidents ischémiques sans ramollissement.

Il arrive quelquefois, et plusieurs de nos observations nous en offrent des exemples, que des attaques apoplectiques accompagnées de coma, de convulsions épileptiformes, de vomissements, etc., et souvent même d'une mort rapide, se rencontrent soit chez d'anciens hémiplégiques, soit chez des sujets tombés dans la démence, soit même chez des individus bien portants. Ces symptômes, sur lesquels nous insisterons dans la partie sémiologique, ne se traduisent quelquefois par aucune lésion appréciable, ou du moins par aucune lésion récente de l'encéphale. Comment doit-on interpréter ces cas que les anciens avaient nommés apoplexies nerveuses, et que M. Durand Fardel attribue, avec beaucoup d'auteurs, à une congestion active du cerveau, qu'il divise en formes apoplectique (coup de sang), subapoplectique, délirante, convulsive?

Nous pouvons d'abord remarquer que tous les auteurs, et M. Durand Fardel le premier, qui adoptent l'opinion d'une congestion aiguë du cerveau comme cause de ces accidents, insistent sur ce que ce phénomène est passager et sur ce qu'on ne le retrouve pas toujours

7

à l'autopsie. « Les congestions les plus considérables, » nous dit-il (Durand Fardel, *Mal. des vieillards*, p. 9), « se dissipent en général « avec une extrême facilité, soit spontanément, soit en raison des « phénomènes variés dont l'organisme peut être le siége, de telle « sorte qu'après la mort on cherche en vain quelquefois à quoi rap- « porter des désordres fonctionnels considérables observés pendant « la vie. »

Et plus loin :

« Aussi attachons-nous beaucoup plus d'importance à la détermi- « nation des formes symptomatiques qu'il paraît raisonnable d'attri- « buer à la congestion cérébrale qu'à une description anatomique « à laquelle nous n'aurons à ajouter que sur un point tout spécial à « ce que l'on trouve dans tous les auteurs. »

Il nous paraît peu probable qu'une congestion sanguine prononcée, capable de donner lieu à des phénomènes de coma, capable même d'amener la mort, disparaisse avant que l'on fasse l'autopsie. Il est d'ailleurs des cas où une congestion se montre évidente à l'examen cadavérique ; pourquoi disparaîtrait-elle dans le plus grand nombre des soi-disant coups de sang ? Ajoutons qu'il est fréquent de trouver un cerveau très-congestionné quand aucun des phénomènes que l'on attribue généralement à la congestion cérébrale ne s'est montré pendant la vie. C'est en particulier ce qui arrive dans la mort par asphyxie et dans les cas où la circulation pulmonaire est gênée ; pourquoi la congestion cérébrale aurait-elle le privilége de disparaître dans quelques cas avant la mort, quand nous voyons les congestions d'autres organes, les congestions pulmonaires, par exemple, diagnostiquées pendant la vie, se montrer très-manifestes à l'autopsie ?

Si la congestion ne paraît pas capable de donner l'explication des symptômes dont nous parlons, une anémie plus ou moins généralisée de l'encéphale peut, dans la plupart des cas, en être considérée comme la cause ; c'est pour cela que M. Virchow et, à son exemple, la plupart des auteurs allemands, ont donné à ces symptômes le nom de *ischémie cérébrale* (1). MM. Charcot et Vulpian ont souvent attiré notre

(1) Ce mot d'*ischémie*, qui indique simplement un arrêt de la circulation, nous paraît préférable au terme d'*anémie* cérébrale ; en effet, comme nous l'avons dit (appendice à la partie physiologique), il se produit consécutivement aux oblitérations artérielles de l'hyperémie aussi souvent que de l'anémie dans la partie alimentée par l'artère.

attention sur ce point en nous montrant combien cette opinon était plus rationnelle. C'est ce qui semble d'ailleurs ressortir de l'analyse de nos observations; en effet, dans les cas d'étourdissements, dans les cas d'attaques apoplectiques mortelles non accompagnées de lésions récentes du cerveau, nous avons trouvé, soit des artères cérébrales très-athéromateuses devant amener des troubles de la circulation de l'encéphale (voy. obs. XXII), soit une cause d'embolie capillaire.

L'analogie de nos expériences d'injection de poudre de lycopode avec les attaques apoplectiformes, tant au point de vue des symptômes que de l'absence de lésion pathologique, est encore un argument en faveur de l'embolie capillaire (1).

Des symptômes de délire, des symptômes typhoïdes ont pu aussi trouver leur explication dans la rupture de kystes puriformes du cœur ou de l'aorte. Nous renverrons à ce sujet à l'observation que M. Vulpian a présentée à la Société médicale des hôpitaux. (Voy. UNION MÉD., 1865, p. 276, n° 18.)

Pour être en droit d'affirmer que dans nos observations les accidents étaient dus à l'embolie capillaire, il aurait fallu retrouver les capillaires oblitérés, comme disent l'avoir observé MM. Virchow (2), Bergmann (3) et M. Lancereaux (4) qui en rapporte des observations. Nous avons plusieurs fois cherché, sans y réussir, à trouver des corps granuleux dans les vaisseaux capillaires de l'encéphale; MM. Charcot et Vulpian nous ont dit avoir déjà fait plusieurs fois la même recherche sans plus de succès; M. Charcot, qui a plusieurs fois pratiqué l'artériotomie temporale dans les cas de ce genre, n'a jamais pu constater la présence de la matière athéromateuse ou de corps granuleux dans le sang artériel. Mais il est vrai de dire que ces recherches sont très-difficiles, que des débris granuleux répandus dans la masse sanguine peuvent échapper à l'observation, et que la pous-

---

(1) Il va sans dire que si nous attribuons à l'ischémie cérébrale la plupart des accidents apoplectiformes des vieillards, nous n'entendons pas nier la congestion cérébrale d'une manière absolue, et nous ne pouvons la rejeter dans nombre de cas, notamment chez l'adulte.

(2) Virchow, *Pathologie cell.* et *Virchow's Archiv.*, *passim.*

(3) Bergmann, *Virchow's Archiv.*, XII, 59.

(4) Lancereaux, ouv. cit.

sée embolique qui a donné lieu aux symptômes apoplectiques peut avoir gagné les extrémités capillaires au moment où l'on pratique l'artériotomie.

Le mélange de la matière athéromateuse dans le sang n'en est pas moins démontré. MM. Charcot et Vulpian et nous-mêmes avons plusieurs fois trouvé dans le sang d'une artère périphérique (crurale, pédieuse, branches de la carotide, etc.), dont les parois étaient saines, des débris athéromateux provenant, selon toute probabilité, des athéromes ulcérés de l'aorte.

Nous rapporterons les deux observations suivantes qui nous paraissent confirmatives.

ATTAQUE APOPLECTIQUE (MORT EN VINGT-DEUX HEURES); PAS DE RAMOLLISSEMENT RÉCENT ; AORTE THORACIQUE TRÈS-ATHÉROMATEUSE, CALCIFIÉE; CORPS GRANULEUX DANS LES PETITES ARTÈRES.

OBS. XXX. — G... (Eulalie-Louise), 73 ans, morte le 22 mai 1865, salle Saint-Mathieu, 10, infirmerie de la Salpêtrière, service de M. Vulpian.

Cette femme est restée vingt jours à l'infirmerie pendant le mois de mars 1865, offrant des symptômes de bronchite chronique et des troubles de la circulation cardiaque, bruits du cœur tumultueux, fréquemment dédoublés, œdème des extrémités.

Elle dit avoir eu il y a deux ans une attaque d'hémiplégie droite (?) incomplète, dont elle se serait ressentie pendant quatre mois; elle aurait toujours pu continuer à marcher pendant ce temps, en traînant la jambe. Il n'en reste pas trace actuellement.

Le 21 mai 1865 à huit heures du matin, attaque apoplectique subite; on la ramène à l'infirmerie.

Résolution générale; les deux membres supérieurs retombent comme des masses inertes. Bouche légèrement tirée à droite, paralysie du buccinateur gauche. Yeux non déviés; pupille gauche dilatée, pupille droite normale. Arrêt de la respiration de temps à autre; pendant plus d'un quart de minute. Expiration brusque; pouls lent, faible. Perte complète de connaissance. Sensibilité conservée des deux côtés (grimace faciale quand on la pince).

Elle meurt le 22 mai à six heures du matin, sans avoir présenté de nouveaux phénomènes.

AUTOPSIE. — *Cerveau.* Pas de lésion de la dure-mère, pas de congestion des membranes encéphaliques. Artères de la base athéromateuses ne contenant pas de caillots, non plus que les vertébrales, les carotides et les sinus de la dure-mère. A la palpation l'hémisphère droit paraît un peu moins résistant que le gauche; on y constate un ramollissement ancien situé sur le bord postérieur de la circonvolution marginale postérieure. Lacune du volume d'un pois à la partie inférieure du noyau extra-ventriculaire du corps strié droit. (La malade se sera sans doute trompée en indiquant une ancienne hémiplégie droite.)

On ne retrouve pas de ramollissement récent bien net, probablement à cause de la rapidité de la mort.

*Cœur* sain, léger épaississement de la valvule mitrale.

*Aorte thoracique* ascendante et descendante complétement calcifiée, ses parois se brisent sous le doigt. A l'ouverture du vaisseau on trouve des plaques calcaires incrustant les parois dans tout le calibre du vaisseau. Dans certains points, ramollissement et boue athéromateuse contenant des amas de corps granuleux, des lamelles de cholestérine et beaucoup de graisse.

*Aorte abdominale* n'est presque pas altérée depuis la naissance des artères rénales.

Le sang des vaisseaux a été examiné; on a retrouvé dans une carotide dont les parois étaient relativement saines (il n'y avait pas de plaques calcaires, mais simplement quelques athéromes dans ses parois) ainsi que dans les vaisseaux de la pie-mère, du sang contenant des débris granuleux ayant le plus grand rapport avec ceux que l'on rencontrait dans l'aorte.

Ces débris provenaient-ils de l'aorte ou des parois de l'artère dans laquelle on avait pris le sang? La première hypothèse semble plus probable, quoique non certaine.

*Autres organes* sains. Les poumons présentent une congestion œdémateuse prononcée.

Pas d'*infarctus* des viscères.

CONVULSIONS ÉPILEPTIFORMES ; MORT SUBITE ; ATHÉROMES ULCÉRÉS DANS LA CROSSE AORTIQUE ; ANCIEN RAMOLLISSEMENT CÉRÉBRAL. (Observation due à M. VULPIAN.)

OBS. XXXI. — L... (Marie-Louise), 63 ans, morte le 16 mai 1863, salle Saint-Denis, 9, service de M. le docteur Vulpian.

Cette malade qui avait eu anciennement des rhumatismes, est entrée plusieurs fois à l'infirmerie pour des accidents cardiaques. Dans les derniers temps on pouvait constater un double bruit de souffle à la base du cœur, qui a augmenté progressivement d'intensité jusqu'à la mort.

. Depuis le 6 mai 1863 quelques troubles de l'intelligence; à deux reprises, délire.

Le 16 mai, la malade est prise subitement d'une attaque épileptiforme et meurt subitement; elle n'avait jamais présenté de paralysie.

Autopsie. — *Cavité cranienne.* Aucune lésion du crâne ni de la dure-mère.

*Artères cérébrales.* L'oblitération a été recherchée avec soin jusque dans les fines ramifications de ces artères, et n'a pas été trouvée, non plus que des corps granuleux ni des paillettes de cholestérine dans les capillaires.

*Cerveau.* Sur la face externe du lobe pariétal gauche, foyer de ramollissement du volume d'une noix, brun jaunâtre à la surface et blanc dans la profondeur. Ce ramollissement contient un grand nombre de corps granuleux, on retrouve de plus de l'hématosine dans la partie jaunâtre superficielle.

*Cœur.* Néo-membranes et sérosité sanguinolente dans le péricarde. Hypertrophie du ventricule gauche. Rétrécissement et insuffisance peu prononcés de l'orifice aortique; valvules athéromateuses racornies. Pas d'ulcérations ni de végétations fibrineuses sur ces valvules.

*Aorte* très-athéromateuse, calcifiée à son origine, ulcérations athéromateuses dans sa partie ascendante; boue athéromateuse à nu dans laquelle on reconnaît à l'œil nu des paillettes chatoyantes de cholestérine.

Rétrécissement très-considérable des grosses artères du cou, à leur origine dans l'aorte, par épaississement athéromateux.

La partie inférieure de l'aorte thoracique est presque saine; des abcès athéromateux et des plaques calcaires existent dans l'aorte abdominale.

*Du sang* pris dans les deux artères fémorales a présenté un grand nombre de granulations graisseuses, de gouttelettes huileuses, des corps granuleux et quelques plaques de cholestérine.

Rien de particulier à noter dans les autres organes, pas d'infarctus.


## CHAPITRE IV.

### § I. — Ramollissements sans lésions vasculaires évidentes.

Il existe un certain nombre de cas dans lesquels l'état des vaisseaux a été examiné avec soin et où l'on n'a rencontré ni oblitération, ni dégénérescence athéromateuse, ni point de départ embolique qui permît de les ranger dans l'un des groupes précédents.

Telles sont les observations suivantes :

HÉMIPLÉGIE GAUCHE APOPLECTIQUE. RAMOLLISSEMENT ROUGE DE L'HÉMISPHÈRE DROIT. PETIT FOYER ANCIEN (JAUNE) DANS LE MÊME HÉMISPHÈRE ; PAS D'ATHÉ-ROMES NI D'OBLITÉRATIONS VASCULAIRES.

Obs. XXXII. — D... (Victoire-Honorine) 72 ans, entre le 5 juillet 1865, salle Saint-Jean, 9, infirmerie de la Salpêtrière, service de M. Fournier, suppléant M. Vulpian.

En 1864, première attaque d'hémiplégie gauche qui la laissa infirme ; elle pouvait cependant marcher en traînant un peu la jambe.

Etourdissements assez fréquents depuis lors.

Le 2 juillet 1865, cette femme se rendit seule, sans bâton, à la halle et y fut prise d'une nouvelle attaque d'hémiplégie gauche, sans perte de connaissance, on la ramena à la Salpêtrière sur un brancard. A son entrée à l'infirmerie on constate : commissure labiale tirée à droite, paralysie légère du buccinateur gauche. Yeux dirigés constamment tous deux du côté droit, elle peut les porter à gauche, mais le bord de l'iris n'atteint pas de ce côté la commissure palpébrale ; pas d'inégalité pupillaire ; langue déviée à gauche.

Bras et jambe gauche incomplétement paralysés ; pas de mouvements réflexes.

Sensibilité obtuse à gauche, surtout dans le membre inférieur.

Intelligence conservée, parole assez nette ; depuis son attaque elle est devenue gâteuse.

La paralysie augmente les jours suivants, elle devient complète du côté gauche le 7 juillet. Il se produit bientôt de gros râles trachéaux, et la malade succombe le 8 juillet.

Autopsie. — *Cavité cranienne.* Vaste ecchymose des téguments de la région frontale gauche (provenant évidemment de la chute au moment de l'attaque). Les os sont sains, pas de fracture du crâne ; pas de néomembranes de la dure-mère ; méninges normales, non congestionnées.

*Artères de la base* non athéromateuses, sauf la terminaison des carotides qui présente un aspect légèrement blanchâtre. Mais les petites artères sont remarquablement saines, et ne présentent d'épaississement athéromateux en aucun point. Ces artères ont été ouvertes avec soin, et l'on n'y a pas retrouvé d'oblitération.

*Cerveau.* On remarque à la surface de l'hémisphère droit un ramollissement superficiel à teinte rosée des circonvolutions ; s'étendant comme une traînée depuis le lobe frontal jusqu'au lobe occipital, occupant la partie supérieure de l'hémisphère, et n'attaquant pas toutes les

circonvolutions; la substance des circonvolutions est comme déchiquetée par places, à la suite de l'ablation de la pie-mère.

L'examen micrographique y montre, en certains points surtout, de
nombreux corps granuleux, des cellules granuleuses, de la graisse disséminée en gouttelettes, et de petits vaisseaux granuleux.

Dans le centre ovale de Vieussens droit, ramollissement blanchâtre
de 2 à 3 centimètres de diamètre, dans lequel les vaisseaux ne sont pas
granuleux.

A une certaine distance, autre foyer de ramollissement de 1 à 2 centimètres de diamètre, de couleur jaunâtre et présentant une masse
énorme de graisse en gouttelettes, des corps granuleux et une destruction presque complète des tubes nerveux.

En arrière de ce foyer, le centre ovale offre un aspect criblé remarquable et une teinte hortensia qui n'existent point dans l'autre hémisphère. Les vaisseaux qui apparaissent comme des filaments dans la substance blanche sont fort peu altérés et l'on n'en retrouve que fort peu
de graisseux.

Rien dans les corps striés; les couches optiques ni dans les autres parties de l'encéphale.

*Moelle épinière* saine.

*Cavité thoracique.* Hépatisation rouge un peu granuleuse par places
des deux bases des poumons, emphysème des lobes supérieurs.

*Cœur* sain; ne contient pas de caillots.

*Aorte* remarquablement peu athéromateuse; elle a l'aspect d'une
aorte d'adulte. Au niveau de sa bifurcation, on remarque simplement
une petite tache blanchâtre.

*Artères carotides primitives et tronc brachio-céphalique* nullement
athéromateux, ne contiennent pas de caillots.

*Autres organes* sains, pas d'infarctus.

ANCIENNE HÉMIPLÉGIE DROITE; RAMOLLISSEMENT BLANC DE LA TOTALITÉ DU LOBE
ANTÉRIEUR GAUCHE; PAS D'ATHÉROMES.

Obs. XXXIII. — D... (Sophie-Joséphine), 47 ans, entrée à la Salpêtrière le 28 janvier 1865, morte le 14 mars 1865 (salle Sainte-Rosalie,
n° 15), service de M. le docteur Charcot.

La maladie actuelle aurait débuté le 6 octobre 1864.

Déjà depuis deux ans la malade souffrait d'engourdissements dans le
bras droit.

Le 6 octobre 1864, son mari s'est aperçu qu'elle parlait par monosyllabes et qu'elle se servait de la main gauche pour manger; peu

d'instants après, elle a perdu connaissance et est devenue hémiplégique
à droite. Transportée à la Charité, puis à la Salpêtrière, la malade n'a
jamais parlé depuis son attaque, elle n'est nullement intelligente et ne
se fait pas comprendre par signes.

Meurt d'une eschare au sacrum.

AUTOPSIE. — *Cerveau.* Artères de la base non athéromateuses; le lobe
antérieur de l'hémisphère gauche, jusqu'au sillon de Rolando, est entièrement ramolli et transformé en un kyste rempli d'un liquide laiteux
dans lequel on trouve, au microscope, une grande quantité de gros
corps granuleux.

Coloration bleu ardoisé de la base du cerveau et de la moelle. (L'eschare pénètre dans le canal rachidien.)

*Cœur* petit, décoloré; pas d'altérations valvulaires.

*Aorte* non athéromateuse.

Rien à noter dans les autres organes.

Pas d'infarctus.

RAMOLLISSEMENT VIOLACÉ DU CERVEAU (APOPLEXIE CAPILLAIRE); INFARCTUS
D'UN REIN; PAS DE POINT DE DÉPART EMBOLIQUE.

OBS. XXXIV. — D... (Anne-Dauphine), âgée de 82 ans. Entrée
à la Salpêtrière le 25 mai 1863, morte le 1er juillet 1865 (salle Saint-
Alexandre, n° 17), service de M. le docteur Charcot.

Habituellement bien portante.

Le 27 juin 1865, perte subite de connaissance, hémiplégie gauche; au
bout d'une heure la malade reprend un peu de connaissance. Flaccidité complète des membres gauches. Face déviée à droite, langue déviée à gauche, yeux tournés à droite. Sensibilité intacte; mouvements
réflexes dans le membre inférieur gauche.

Les jours suivants la malade tombe dans un coma profond. Râle la-
ryngo-trachéal; mouvements spontanés dans tous les membres, le supérieur gauche excepté. La main gauche est beaucoup plus chaude que
la droite.

Mort le 1er juillet.

| | | | |
|---|---|---|---|
| Température rectale aussitôt après l'attaque.... | | | 37 4/5 |
| id. | id. | 28 juin.................. | 38 3/5 |
| id. | id. | 29 —.................. | 39 1/5 |
| id. | id. | 30 — (la veille de sa mort) | 39 2/5 |

AUTOPSIE. — Les téguments du crâne sont fortement congestionnés.
Ecchymoses sous le péricrâne. A l'ouverture de la cavité crânienne, il

s'écoule une grande quantité de sang. La pie-mère n'est pas très-congestionnée.

*Hémisphère droit.* Ramollissement violacé occupant le lobule de l'insula, la partie postérieure des deuxième et troisième circonvolutions frontales, une portion de la marginale inférieure, et le corps strié dans sa plus grande partie.

Le corps strié et toute la partie centrale du ramollissement présentent un pointillé hémorrhagique très-abondant ou apoplexie capillaire; la périphérie du foyer est constituée par du ramollissement blanc. Dans le lobe pariétal, petit foyer analogue. Ramollissement blanc et apoplexie capillaire au centre.

En ouvrant le ventricule latéral, on voit la tête du corps strié transformée en une boue sanguinolente.

*Hémisphère gauche.* Plaque jaune très-superficielle, occupant l'insula et une petite partie de la troisième circonvolution frontale, s'étendant en profondeur seulement jusqu'à la capsule externe du corps strié.

Pas d'altération des autres parties de l'encéphale; pas d'atrophie descendante.

*Artères* de la base du cerveau non athéromateuses; on n'a pas trouvé d'oblitération de l'artère sylvienne droite ni de ses branches.

Examen microscopique. — Les capillaires, examinés dans le ramollissement, sont en général peu athéromateux, un grand nombre sont remplis de sang, d'autres sont vides, mais le sang paraît infltré dans leur paroi, ou plutôt entre leur paroi et la tunique adventice décrite par M. Robin, de façon à former une sorte d'anévrysme disséquant. (Pl. II, fig. 4, 5, 6.) D'autres capillaires présentent un épaississement considérable de leurs parois, au point que celles-ci égalent le calibre du vaisseau.

Il existe fort peu de corps granuleux, et seulement le long des vaisseaux; on trouve aussi des grains d'hématosine près des vaisseaux.

Les éléments nerveux ne présentent pas d'altération considérable; dans quelques points on rencontre un grand nombre de corps amyloïdes.

*Cœur* volumineux; pas d'altération valvulaire, pas de végétations. Les auricules sont libres.

*Aorte* athéromateuse; plaques jaunes dans la crosse, athéromes ulcérés dans la portion abdominale.

*Poumons* congestionnés, noyaux d'hépatisation rouge dans le lobe inférieur droit.

*Rate.* Pas d'infarctus.

*Reins;* le droit est sain, le gauche présente plusieurs infarctus récents, l'un très-volumineux correspond à une branche de l'artère rénale oblitérée par un caillot fibrineux ancien..........

Hémiplégie gauche subite ; mort en trois jours ; plaques jaunes de l'hémisphère droit ; ramollissement récent du corps strié ; infarctus de la rate, des reins, de l'intestin ; artères peu athéromateuses ; pas d'oblitération manifeste, sauf dans le rein.

Obs. XXXV. — F... (Marie-Nicole), 77 ans. Morte le 6 décembre 1865, salle Saint-Vincent, 8, hospice de la Salpêtrière, service de M. le docteur Vulpian.

Cette malade était déjà entrée à l'infirmerie en avril 1865, fort agitée et offrant un peu de délire de persécution sans hallucinations. Pas d'état organopathique appréciable.

Rentre le 4 décembre 1865. Elle marchait bien la veille, et le matin elle est prise d'une attaque subite d'hémiplégie gauche sans perte de connaissance.

*État de la malade.* Hémiplégie gauche complète, avec flaccidité ; hémiplégie faciale gauche, langue non déviée. Déviation de la tête et des deux yeux à droite ; l'iris ne dépasse pas la ligne médiane quand elle regarde à gauche.

Sensibilité très-affaiblie, ne sent pas le chatouillement de la plante du pied gauche. Pas de mouvements réflexes.

Intelligence très-faible ; connaissance conservée ; elle parle en bredouillant.

5 décembre. Même état général. La sensibilité est revenue du côté gauche, de même que les mouvements réflexes. Déviation des yeux. Pas d'albuminurie.

6 décembre. A neuf heures et demie du matin, demi-coma ; cependant la malade a conservé assez de connaissance pour tirer la langue quand on le lui demande ; sensibilité conservée ; gros râles d'agonie. Elle meurt à onze heures et demie. Elle a conservé jusqu'à la fin la tendance à la déviation oculaire du côté droit et la demi-rotation de la tête à droite, quoiqu'à un degré moins prononcé qu'au début.

*Température rectale.*

4 décembre (huit heures environ après l'attaque).. 37° 2/5.
5 décembre matin............................... 38° 1/5.
       soir.................................. 38° 4/5.
6 décembre à dix heures du matin............... 39° 2/5.

Autopsie. — *Cavité cranienne.* Pas de néo-membranes de la dure-mère.

Un peu d'œdème de la pie-mère; liquide céphalo-rachidien abondant. Pas d'oblitération des sinus.

*Artères de la base.* Ne présentent presque pas d'athéromes, sauf en quelques points disséminés, surtout sur la cérébrale postérieure.

Pas d'oblitération manifeste des gros vaisseaux; on trouve cependant dans une des branches de la sylvienne droite, au niveau de l'insula, une artère contenant un petit caillot rosé assez résistant, mais qui paraît récent et s'est peut-être formé pendant l'agonie.

*Cerveau. Hémisphère droit.* Au niveau de la partie postérieure de la troisième circonvolution frontale, tache d'apoplexie capillaire d'un diamètre d'environ 2 centimètres, mais ne s'enfonçant pas en profondeur.

*Plaques jaunes* des circonvolutions siégeant l'une à la partie postérieure et supérieure de l'insula de Reil s'étendant un peu sur les circonvolutions marginales et acquérant à peu près la dimension d'un sou. Autre plaque jaune, mais plus molle, sur la circonvolution sphénoïdale inférieure.

Ramollissement pulpeux récent imbibé de sang, formant une bouillie rouge qui occupe le corps strié (partie postérieure et intraventriculaire) et qui se prolonge en dehors jusqu'à la partie postérieure de l'insula atteignant ainsi la plaque jaune qui y a été signalée plus haut.

*Examen microscopique.* Dans les plaques jaunes formées de substance assez résistante, on trouve du tissu cellulaire, quelques rares débris de tubes nerveux, une foule de corps granuleux, des granulations et des cristaux hématiques; dans ces parties récemment ramollies : de la substance nerveuse dilacérée et en débris et des extravasations sanguines, enfin des capillaires présentant en grand nombre des dilatations anévrysmales. On n'y découvre pas d'oblitération. Les parois de ces petits vaisseaux sont pour la plupart saines (sauf leur dilatation), cependant, dans l'hémisphère sain, on retrouve quelques capillaires très-légèrement granuleux; le nombre de ces capillaires granuleux est faible, et dans les parties saines ils ne sont pas anévrysmatiques.

L'hémisphère gauche et les autres parties de l'encéphale ne présentent pas d'altération.

*Cavité thoracique.* Poumons très-congestionnés, presque apoplectiques, surtout à leur partie postérieure.

*Cœur.* Ne présente pas de lésions valvulaires. Pas de caillots anciens ni récents; toutes les cavités et les auricules ont été ouvertes.

*Cavité abdominale. Rate.* Présente une partie très-pâle, anémiée, tranchant avec la couleur du reste de l'organe. Cet infarctus paraît à la coupe formé de substance plus compacte que le reste de l'organe et ne laisse échapper presque pas de sang. Pas de rétraction de cet infarctus, qui doit être assez récent. L'oblitération n'a pas été découverte.

*Reins*. Plusieurs infarctus anciens ; l'un d'eux, de la dimension d'une pièce de 50 centimes au moins, est très-rétracté. Le tissu rénal a presque disparu à ce niveau. Sa coupe est dure et crie un peu sous le scalpel. L'artère qui correspondait à cette partie était perméable jusqu'à sa partie moyenne, mais toute l'autre moitié (périphérique) était réduite en un cordon comparable au cordon de l'artère ombilicale de l'adulte.

A l'examen microscopique ces parties étaient formées d'un tissu atrophié, les glomérules plus petits et plus rapprochés les uns des autres qu'à l'état normal, les tubuli très-rares. Quelques-uns de ces glomérules et de ces tubes offraient à l'intérieur des granulations assez peu transparentes qui se sont éclaircies par l'addition d'acide sulfurique ; il s'est produit quelques bulles, mais pas de cristaux de sulfate de chaux. Il est possible cependant qu'il y eût un peu d'incrustation calcaire.

*Intestin*. Une anse de l'intestin grêle présentait en un point un aspect d'injection et de ramollissement rouge grisâtre (assez analogue à de la gangrène); en l'ouvrant et en versant de l'eau dessus, il se produisit une perforation ovalaire qui prouvait le degré de ramollissement de l'organe.

Cette altération s'étendait sur une étendue d'environ 2 à 3 centimètres.

En un autre point, tache rouge assez analogue.

L'oblitération artérielle n'a pas été recherchée avec soin. Il s'agissait très-probablement d'un infarctus.

*Aorte thoracique* athéromateuse ; quelques plaques calcaires; l'une d'elles, assez épaisse, siége un peu avant la naissance du tronc brachio-céphalique qui présente aussi quelques athéromes; les artères carotides ne sont que fort peu athéromateuses (en un ou deux points seulement).

*L'aorte descendante*, dans sa partie moyenne, présente aussi des athéromes et quelques plaques calcaires; on ne trouve pas d'ulcérations ni d'abcès athéromateux.

La bifurcation de l'aorte n'est pas athéromateuse.

Les deux dernières de ces observations (obs. XXXIV et XXXV) qui présentent en même temps que le foyer de ramollissement des infarctus des viscères, offrent une si grande analogie avec les cas d'embolies multiples qu'il est bien difficile de ne pas les rapporter à la même cause, quoique l'examen cadavérique fait avec soin n'ait rien fait découvrir, elles sont un nouvel exemple de la difficulté de ces recherches. Il est à regretter seulement que les veines pulmonaires n'aient point été suffisamment examinées; dans l'observation XXXV, les poumons étaient fortement congestionnés et peut-être aurait-on trouvé là un point de départ d'embolie, comme cela a été indiqué par plusieurs auteurs (1).

Dans les deux autres observations, il est plus difficile de se rendre compte de la cause du ramollissement, et nous devons les considérer comme des cas douteux et difficiles à interpréter.

L'encéphalite à laquelle on a pendant longtemps attribué une si large part dans la nature du ramollissement ne nous semble pas non plus pouvoir donner l'explication de ces cas douteux.

L'encéphalite spontanée et primitive (2), si elle existe, nous paraît tout au moins devoir être très-rare : en effet une terminaison fréquente des phlegmasies est la formation du pus, c'est d'ailleurs ce que nous voyons survenir dans les encéphalites traumatiques par exemple, ou dans les cas d'encéphalites de voisinage (méningo-encéphalites, encéphalites entourant des tubercules, etc.) dans lesquels on retrouve du pus manifeste et souvent de véritables abcès; la substance cérébrale est donc susceptible de s'enflammer et de suppurer, et cependant dans les cas de ramollissement que nous avons eus en vue, nous n'avons jamais retrouvé de pus, et MM. Charcot et Vulpian ont souvent fait la même recherche sans plus de succès. M. Durand-Fardel (3) le reconnaît lui-même quand il dit : « Nous croyons que l'on « rencontrera fort rarement la suppuration du cerveau, » phrase qu'il objecte au reproche que lui fait M. Grisolle (4) « d'avoir admis « une encéphalite dans laquelle on ne rencontre jamais de pus, bien « que le cerveau soit un des organes où la suppuration se développe « le plus facilement. »

---

(1) Voy. Lancereaux, *ouvr. cit.*, p. 46, et Ball, *Des embolies pulmonaires*, Paris, 1862, p. 55.

(2) Nous ne nous sommes point occupés dans ce travail de certains cas à symptômes assez vagues, dans lesquels on a trouvé à l'autopsie des traînées rouges des circonvolutions avec adhérences de la pie-mère. Cette lésion a été citée dans plusieurs de nos observations, mais comme il ne nous est pas possible d'en déterminer la nature, nous ne nous y arrêterons pas.

(3) Durand-Fardel, *Traité des mal. des vieillards*, p. 174.

(4) Grisolle, *Pathol. interne*, 1852, t. II, p. 216.

Rien ne nous engage donc à admettre une encéphalite primitive comme cause de ramollissement; les symptômes semblent d'ailleurs, comme nous le dirons, contraires à cette opinion, car au début du ramollissement cérébral il n'y a pas d'élévation de la température.

Mais il est possible, comme nous l'avons déjà dit, qu'une irritation consécutive se développe à la suite du ramollissement, encéphalite comme éliminatrice d'une eschare représentée par le foyer de ramollissement; cette encéphalite consécutive acceptée par M. Hasse (1) s'est montrée bien évidente dans une de nos expériences. Mais chez l'homme on ne l'a pas vue donner lieu à un foyer purulent, peut-être joue-t-elle un rôle dans les phénomènes consécutifs au ramollissement.

Une altération qui est assez fréquemment en coïncidence avec les anciens foyers est le développement de membranes vasculaires sur la dure-mère. Ces néo-membranes existent, il est vrai, fréquemment sans lésion encéphalique, mais leur coïncidence avec d'anciens ramollissements et leur développement souvent plus considérable au niveau du foyer est peut-être la trace d'un travail irritatif de voisinage que l'on pourrait rapprocher de l'encéphalite consécutive. Nous renvoyons à l'observation XV, et nous croyons ce fait assez nouveau pour publier les deux observations suivantes :

HÉMIPLÉGIE DROITE ANCIENNE; APHASIE; RAMOLLISSEMENT ÉTENDU, JAUNE DE L'HÉMISPHÈRE GAUCHE; INFARCTUS DE LA RATE; CANCER STOMACAL; ATHÉROMES ARTÉRIELS. (Observation due à M. CHARCOT.)

OBS. XXXVI. — V... (Marguerite), 61 ans. Morte le 16 janvier 1863, salle Saint-Paul, n° 6, hospice de la Salpêtrière, service de M. le docteur Charcot.

En février 1862, attaque subite d'hémiplégie droite, sans perte de connaissance.

*État actuel* (octobre 1862). Membre supérieur droit flasque. Contracture de la main qui est fléchie en crochet. Membre inférieur droit rigide en demi-flexion. Légère diminution de la température du côté pa-

---

(1) Hasse, *ouvr. cit.*, § 213.

ralysé. Sensibilité diminuée. Mouvements réflexes. Bouche déviée à gauche et en bas; langue tirée à droite. Fréquemment la malade ne peut s'exprimer et ne prononce que des monosyllabes à peine intelligibles; d'autres fois elle parle assez correctement. La malade devient cachectique, présente de l'œdème, une grande pâleur et meurt le 16 janvier 1863.

AUTOPSIE. — *Cavité cranienne*. Néo-membranes minces sur la face interne de la dure-mère du côté gauche. Pie-mère œdématiée.

*Artères de la base* athéromateuses.

*Cerveau*. Ramollissement jaune étendu de l'hémisphère gauche, portant surtout sur les circonvolutions marginales antérieure et postérieure, sur les circonvolutions qui limitent la scissure de Sylvius, sur les deux circonvolutions postérieures de la pyramide de Reil. La troisième circonvolution frontale est légèrement atteinte à sa base et en arrière. La lésion s'étend jusqu'au corps strié qui est sain.

*Atrophie* descendante, de la pyramide antérieure gauche, du côté gauche de la protubérance, et du pédoncule cérébral gauche, rien dans l'*hémisphère droit*.

*Poumons*. Hépatisation grise du lobe supérieur gauche. Œdème et bronchite purulente du poumon droit.

*Cœur*. Hypertrophie concentrique légère. Valvules un peu épaissies.

*Rate* mamelonnée, présente un point jaune fluctuant (infarctus), artère splénique athéromateuse.

*Reins*. Mamelonnés. Pas d'infarctus.

*Foie* gras.

*Estomac*. Végétation cancéreuse au niveau de la petite courbure.

*Aorte* à peine athéromateuse à son origine, mais athéromes ulcérés dans l'aorte abdominale. Concrétions athéromateuses molles dans les artères carotides.

Muscles *du bras* gauche atrophiés.

Nerfs des deux côtés égaux en volume.

ANCIENNE HÉMIPLÉGIE DROITE; RAMOLLISSEMENT DE TOUT LE LOBE ANTÉRIEUR GAUCHE, DU CORPS STRIÉ ET DE LA COUCHE OPTIQUE; ATHÉROMES ARTÉRIELS. (Observation due à M. CHARCOT.)

OBS. XXXVII. — H... (Marguerite), 56 ans. Morte le 14 septembre 1863, salle Sainte-Rosalie, 15, hospice de la Salpêtrière, service de M. le docteur Charcot.

Transportée de la Pitié le 1er septembre 1863 sans renseignements; cette malade est dans un état d'hébétude absolue, ne prononce, quand on la pince, que des paroles inarticulées. Elle paraît ne rien comprendre. Gâteuse. Arc sénile prononcé.

Tête et regard constamment tournés à gauche, sans qu'il paraisse y avoir contracture des muscles du cou.

Hémiplégie faciale droite, bouche déviée à gauche et en haut, sillon naso-labial profond à gauche.

Hémiplégie droite avec flaccidité parfaite.

Sensibilité conservée.

Mouvements réflexes dans le membre inférieur droit.

*Urines* non albumineuses.

Le lendemain de son entrée, la malade, en prenant un bain, se fait une brûlure au genou droit; la plaie prend bientôt un mauvais aspect; la malade tombe dans le coma et succombe le 14 septembre.

AUTOPSIE. — *Cavité cranienne.* Néo-membranes épaisses sur la partie de la dure-mère qui correspond au ramollissement.

*Artères de la base.* Artères basilaires et artères sylviennes des deux côtés légèrement athéromateuses.

*Cerveau.* Vaste ramollissement jaune à la surface occupant le lobe antérieur gauche dans toute son étendue s'étendant jusqu'au sillon de Rolando qu'il dépasse, comprenant en arrière de ce sillon deux groupes de circonvolutions. Le lobe ramolli est flasque et atrophié; la surface du cerveau est transformée en une membrane plissée, formant une sorte de sac dans lequel on trouve la substance cérébrale blanche et ramollie, comme caséeuse.

Corps strié, ramolli dans presque toute son étendue.

La couche optique l'est beaucoup moins.

*Hémisphère droit* sain.

Sur la surface des circonvolutions ramollies, vaisseaux de couleur jaunâtre, opaques, complétement athéromateux.

Ces parties sont formées d'un tissu cellulaire à noyaux, on trouve dans les parties blanches de nombreux corps granuleux et des débris de tubes nerveux qui manquent dans les parties jaunes.

Pas d'atrophie descendante des pédoncules ni du bulbe.

*Cœur.* Les parois des ventricules sont jaunâtres et flasques. Valvules un peu indurées.

*Poumons.* Dilatations bronchiques. Quelques tubercules miliaires disséminés.

*Reins.* Plaques déprimées brunâtres qui se continuent en forme de coins dans l'organe (vestiges d'infarctus).

*Aorte* légèrement athéromateuse à son origine.

Nous devons faire remarquer au sujet de cette observation une particularité qui s'observe assez souvent dans les foyers de ramollissement ancien : le ramollissement est jaune à la surface et blanc dans la profondeur ; nous avons déjà indiqué que la coloration jaune est principalement due à l'hématosine qui se dépose là où il y a eu une forte hyperémie, ou des points d'apoplexie capillaire ; il n'est donc pas étonnant que cette coloration jaune puisse être limitée à la substance corticale, puisque c'est là surtout que l'on observe l'hyperémie. La même particularité se retrouve aussi dans les observations XII, XXIV, XXVI.

Nous pensons donc qu'on ne peut guère avancer que, dans ces cas, les parties jaunes et les parties blanches remontent à des époques de formation différentes. Il est possible cependant qu'il se forme autour de la plaque jaune un ramollissement de voisinage et qui pourrait expliquer quelques symptômes observés chez d'anciens hémiplégiques.

### § II. — Altérations des capillaires.

Dans les cas où le ramollissement n'a pu être expliqué par une lésion artérielle ou veineuse évidente, on peut se demander si le point de départ de la maladie ne se trouve point dans les capillaires. En effet, il existe dans les foyers de ramollissement des lésions bien caractérisées de ces vaisseaux consistant soit dans leur dégénérescence graisseuse, soit dans leur dilatation anévrysmatique (1). Dans le premier cas on voit des amas de granulations graisseuses, des corps granuleux, soit dans la paroi même du capillaire, soit le long de cette paroi, qui paraît alors très-épaisse et d'un diamètre supérieur au calibre du vaisseau. (Voy. les obs. XI, XXV, XXVII.) Il semble évident *à priori* que dans de pareilles conditions les échanges endosmo-

---

(1) M. le professeur Robin a déjà appelé l'attention sur l'altération granulo-graisseuse des capillaires cérébraux chez les individus âgés (*Mém. Acad. de méd.*, 1856). M. Paget a insisté sur la coïncidence de ces altérations avec le ramollissement et l'hémorrhagie (*on the fatty degeneration of small blood-vessels*, etc., London medical Gazette, 1850). Enfin M. Laborde a décrit certaines dilatations (état moniliforme) et des ruptures des capillaires, altérations qu'il considère dans certains cas comme pathogéniques du ramollissement.

exosmotiques nécessaires à la nutrition doivent être fort imparfaits et que la substance cérébrale doive s'altérer consécutivement.

Nous sommes loin de nier qu'il en puisse être ainsi dans certains cas; mais nos recherches nous portent à croire que souvent l'altération des capillaires et l'altération du tissu nerveux se produisent simultanément et dépendent d'une même cause, d'une oblitération artérielle par exemple. On voit en effet dans les ramollissements par thrombose ou par embolie l'altération des capillaires exactement limitée au foyer de ramollissement où elle existe à un degré très-avancé. (Voy. obs. XI.)

D'ailleurs, quelle que soit la cause productrice de la nécrobiose du tissu nerveux, l'altération des capillaires paraît pouvoir se produire secondairement. Ainsi dans les atrophies descendantes du pédoncule et de la moelle, marquées par une traînée grise visible à l'œil nu, on trouve, quand l'altération n'est pas trop avancée, des corps granuleux dans la substance nerveuse et des capillaires présentant la dégénérescence graisseuse à un degré très-avancé.

Les dilatations anévrysmatiques des capillaires ne se rencontrent guère que dans les cas de ramollissement rouge ou d'apoplexie capillaire. (Voy. obs. XXXIV, XXXV.)

Tantôt le capillaire est dilaté en totalité, tantôt la dilatation est latérale, tantôt, enfin, le sang s'infiltre entre la tunique propre du capillaire et la tunique lymphatique décrite par M. Robin de façon à produire une sorte d'anévrysme disséquant, altération sur laquelle M. Charcot a plusieurs fois appelé notre attention.

Cette altération s'est montrée à nous dans plusieurs cas où l'oblitération artérielle n'a pu être retrouvée et où la cause du ramollissement restait inconnue. Dans de pareils cas on peut se demander aussi si la lésion des capillaires n'est pas protopathique; nous dirons, comme tout à l'heure, qu'il peut en être ainsi dans quelques cas, mais que certainement cette lésion est souvent secondaire, car nous l'avons trouvée dans des cas où le ramollissement devait être attribué à une oblitération artérielle.

Nous ferons observer de plus que cette dilation anévrysmatique ne coïncide pas habituellement avec l'altération athéromateuse des capillaires dilatés; leur paroi est saine; on ne voit, en un mot, d'autre lésion que la dilatation. N'est-il pas plus naturel d'admettre que la cause de cette dilatation est dans la tension du liquide sanguin, qui peut, comme nous l'avons dit plus haut (voy. première partie, *Appendice*), être augmentée à la suite des oblitérations artérielles ou même dans la diminution de consistance du tissu cérébral, qui n'offre plus un soutien suffisant aux parois des capillaires?

Nous sommes d'autant plus disposés à adopter cette manière de voir que les dilatations vasculaires de ce genre ne se rencontrent que dans le ramollissement récent, rouge, à marche rapide, et qu'elles paraissent être passagères comme les phénomènes hyperémiques auxquels nous les rattachons ; à une période plus avancée, on en retrouve les traces dans ces amas d'hématosine rangés le long des capillaires et accumulés souvent dans l'intérieur de la tunique adventice.

De récentes expériences sont venues encore confirmer nos opinions sur les lésions granuleuses et anévrysmatiques des capillaires, nous avons été assez heureux pour observer ces altérations dans un ramollissement produit chez un chien qui succomba au bout de trois jours. Cette expérience nous paraît présenter assez d'intérêt pour que nous la rapportions ici en détail; elle offre aussi un exemple remarquable de rapide formation de corps granuleux.

INJECTION DE GRAINES DE TABAC DANS LA CAROTIDE DROITE (BOUT PÉRIPHÉRIQUE); MÉNINGITE SUPPURÉE ; RAMOLLISSEMENT ROUGE DU CORPS STRIÉ DROIT AVEC CORPS GRANULEUX ; CAPILLAIRES GRANULEUX ET ANÉVRYSMATIQUES, MORT AU BOUT DE TROIS JOURS.

EXP. XIII (8 janvier 1866). — Chien de grande taille, déjà vieux.

Le 8 janvier nous poussons dans le bout périphérique de la carotide droite une injection d'eau chargée de graines de tabac. Au moment de l'injection, l'animal pousse un cri. Pas d'autres symptômes ; pas de paralysie appréciable.

Les jours suivants, le chien est triste, abattu, mais n'offre aucun symptôme de paralysie.

Le 11 janvier. Coma. Mort dans la soirée.

AUTOPSIE. Au niveau de la plaie, collection purulente considérable, avec fusée purulente du côté de la tête.

*Cavité cranienne.* La moitié droite de la dure mère étant ouverte on trouve une accumulation de pus tapissant la face convexe de l'hémisphère et s'étendant jusque dans le canal rachidien. Cette méningite était sans doute due à une inflammation de voisinage produite par l'abcès du cou.

*Cerveau.* Pas de ramollissement manifeste à la périphérie, les *artères* contiennent des graines de tabac répandues çà et là : on en trouve en particulier une forte accumulation dans la sylvienne droite.

Le corps strié droit présente dans son noyau intra-ventriculaire, un petit foyer de ramollissement rouge atteignant les dimensions d'un pois.

L'examen microscopique, y fait découvrir une grande quantité de corps granuleux et de granulations graisseuses libres ; ainsi que des débris d'éléments nerveux.

La plupart des capillaires sont notablement altérés ; les uns présentent une accumulation considérable de corps granuleux et de granulations graisseuses le long de leurs parois (Pl. III, fig. 7), dans quelques-uns on peut apercevoir que la paroi elle-même est granuleuse (Pl. III, fig. 8) ; d'autres capillaires moins nombreux sont gorgés de sang et présentent par places une infiltration sanguine de leurs parois, tout à fait semblable à l'anévrysme disséquant que l'on observe dans le ramollissement rouge de l'homme (Pl. III, fig. 3).

Ces altérations sont nettement limitées au foyer du corps strié droit, le reste de l'encéphale et notamment le corps strié gauche ont été soigneusement examinés : on n'y a trouvé aucune altération ; les capillaires étaient remarquablement sains.

## CHAPITRE V.

### RAMOLLISSEMENTS PAR OBLITÉRATION VEINEUSE.

La thrombose des sinus de la dure-mère et des veines cérébrales a été indiquée par plusieurs auteurs comme causes du ramollissement cérébral (1).

Dans ces cas le ramollissement présente des caractères spéciaux ; il est généralement superficiel, s'accompagne d'une forte congestion, d'apoplexie capillaire, ou même d'extravasations sanguines plus ou moins considérables souvent étendues en nappes sur la convexité des hémisphères (2).

---

(1) Voy. pour la bibliographie et pour la description des lésions la thèse de M. Lancereaux.

(2) Nous avions pensé que l'œdème de la pie-mère que l'on observe si souvent pouvait peut-être se rapporter à une oblitération des sinus. Depuis nous avons eu plusieurs occasions de pratiquer des autopsies dans lesquelles cet œdème était très-prononcé, sans que les sinus fussent oblitérés. Nous sommes portés à croire que cet œdème est le plus souvent un phénomène d'agonie.

L'examen microscopique des parties ramollies permet d'y découvrir des capillaires gorgés de sang et présentant des anévrysmes disséquants (obs. XXXVIII) identiques à ceux que l'on observe dans les ramollissements rouges par obstruction artérielle; en sorte qu'on peut considérer cette altération comme propre aux foyers de ramollissement rouge et d'apoplexie capillaire, quelle qu'en soit la cause pathogénique. La présence de ces lésions des capillaires dans les ramollissements par oblitération veineuse, où se produit mécaniquement une stase et une augmentation de tension du liquide sanguin, nous paraît être encore un argument à ajouter à ceux qui nous engageaient plus haut à considérer ces anévrysmes comme un phénomène passif et secondaire.

Dans les deux observations que nous possédons de ramollissement par oblitération veineuse, la mort est survenue dans la première période de la maladie, ainsi que cela arrive d'ailleurs le plus souvent en pareil cas, en sorte que nous ne pouvons rien dire de précis sur les transformations ultérieures de cette espèce de ramollissement.

Les deux observations suivantes se rapportent à cet ordre de faits :

**RAMOLLISSEMENT LIE DE VIN; HÉMORRHAGIE SOUS-MÉNINGÉE; THROMBOSES MULTIPLES DES VEINES CÉRÉBRALES.**

Obs. XXXVIII. — L... (Marie-Catherine), âgée de 68 ans. Entrée à la Salpêtrière le 29 avril 1854, morte le 23 août 1865 (salle St-Jacques, n° 9), service de M. le docteur Charcot.

Entrée à l'infirmerie, le 26 juin 1865, pour des douleurs de ventre; et présentant un peu d'ascite.

Le 21 août, hémiplégie droite subite. La commissure des lèvres est tirée en haut et à gauche; la langue déviée à droite.

Flaccidité complète des membres droits; la sensibilité y paraît diminuée.

L'intelligence semble conservée à un certain degré; la malade repond aux questions, mais la parole est un peu embarrassée.

22 août, température rectale : 38 2/5.

Dans la nuit du 22 au 23 août elle tombe dans le coma; respiration stertoreuse, peau couverte de sueur, résolution des membres droits et gauches; la malade reste insensible à toutes les excitations.

Mort le 23 août.

Autopsie. — *Cavité cranienne.* Pas de néomembranes de la dure-mère.

Hémorrhagie sous-arachnoïdienne occupant presque toute la surface des deux hémisphères, plus abondante cependant à droite qu'à gauche.

Les deux ventricules sont remplis de caillots noirs.

*Hémisphère gauche.* En arrière de la circonvolution marginale postérieure, plaque de ramollissement rouge, la substance grise présente une coloration lie de vin, la substance blanche sous-jacente est ramollie et jaunâtre ; tout le plancher du ventricule latéral est ramolli ; la couche optique présente à sa surface une bouillie rougeâtre formée d'un mélange de sang et de substance cérébrale ramollie.

*Hémisphère droit.* Plaque de ramollissement rouge située en arrière du sillon de Rolando, un peu moins étendue que celle de l'hémisphère gauche. Artères de la base du cerveau non athéromateuses. Sur la surface des caillots qui tapissaient la face externe des hémisphères, on voyait se dessiner des veines se rendant au sinus longitudinal supérieur ; elles présentaient une coloration jaunâtre et renfermaient des caillots anciens.

*Cœur.* Surcharge graisseuse. Pas de lésion des orifices.

*Poumons.* Le droit fortement congestionné, le gauche sain.

*Cavité abdominale.* Quantité considérable de sérosité dans le péritoine.

Foie petit, d'aspect granuleux et jaunâtre.

Rate et reins ne présentant rien d'anormal.

Apoplexie musculaire dans le muscle grand droit de l'abdomen du côté droit.

*Examen microscopique.* Les parties du cerveau ramollies ne présentent pas de corps granuleux. On y retrouve les éléments nerveux ; les cellules sont jaunâtres, fortement granuleuses.

Dans les parties de la substance grise qui présentent la coloration lie de vin, un certain nombre de capillaires présentent cette sorte d'anévrysme disséquant formé par un épanchement sanguin entre leur paroi et la tunique adventice. (Pl. II, fig. 3.)

D'ailleurs les vaisseaux sont partout à peu près sains.

Au niveau de l'apoplexie musculaire, les fibres musculaires sont très-granuleuses, et leur striation a complétement disparu.

CARCINOME DE LA FACE ; PEU DE SYMPTÔMES HÉMIPLÉGIQUES ; THROMBOSE DES SINUS DU CÔTÉ GAUCHE ; RAMOLLISSEMENT SUPERFICIEL QUI Y CORRESPOND. (Observation due à M. Charcot.)

OBS. XXXIX. — F... (Constance), 55 ans, meurt le 20 septembre 1862, salle Sainte-Cécile, 12, hospice de la Salpêtrière, service de M. le docteur Charcot.

Cette femme, qui présentait une vaste ulcération cancéreuse occupant toute la moitié droite de la face, se levait et marchait dans son dortoir; elle devient agitée trois jours avant sa mort, tombe plusieurs fois, probablement par suite d'étourdissements; puis surviennent de la somnolence, du délire tranquille, sans paralysie manifeste, et elle meurt le 20 septembre.

AUTOPSIE. — *Cavité cranienne.* Le sinus latéral gauche est occupé dans les deux tiers de son étendue par un caillot ancien qui le distend; ce caillot non adhérent aux parois, ramolli au centre, contient de nombreux globules blancs; il se prolonge dans deux veines qui se rendent sur la partie externe du lobe moyen.

*Cerveau.* Plaque rouge recouvrant la face externe et inférieure du lobe moyen gauche. Au centre de cette plaque rouge comme ecchymotique aboutit une veine contenant du sang coagulé ancien, et quelques autres contenant du sang coagulé récemment.

La pie-mère à ce niveau est infiltrée de sang et très-friable.

Au-dessous, la substance grise injectée, de couleur hortensia, est manifestement ramollie, la substance blanche contient quelques points d'apoplexie capillaire.

Les *poumons* présentent des noyaux de pneumonie lobulaire disséminée sur quelques points qui paraissent être des abcès métastatiques.

Rien d'important dans les autres organes.

La thrombose était probablement due à l'état cachectique de la malade; on ne peut en effet l'attribuer à une inflammation produite par le voisinage de l'ulcère cancéreux de la face, puisqu'elle s'était produite dans le sinus latéral.

<h2 style="text-align:center">CHAPITRE VI.</h2>

### LÉSIONS VISCÉRALES QUI ACCOMPAGNENT LE RAMOLLISSEMENT.

On trouve fréquemment, coïncidant avec le ramollissement cérébral, des lésions viscérales auxquelles il faut ajouter des gangrènes des membres, et qui se produisent par le même mécanisme. Elles sont dues en effet, soit à l'altération athéromateuse des petites artères, soit aux lésions du cœur et de l'aorte, et peuvent être rapportées à l'obstruction artérielle, ou peut-être à la simple gêne de la circulation. Très-fréquentes dans les reins et dans la rate, ces altérations étaient déjà connues avant d'être rapportées à l'embolie. Nous voyons en effet M. Rayer (1) leur consacrer un article dans son livre sur les maladies des reins, et signaler la fréquente coïncidence de la néphrite partielle avec le rhumatisme et les maladies du cœur. Cette même coïncidence indiquée aussi par M. le docteur Charcot (2), et constatée uniquement par l'observation clinique et anatomo-pathologique, devait trouver son explication pathogénique dans la découverte de l'embolie. Depuis lors plusieurs auteurs se sont occupés assez longuement des infarctus, et l'on peut trouver des détails très-complets sur ce sujet dans les ouvrages de MM. Cohn (3), Schutzemberger (4), Beckmann (5), Bergmann (6), etc., ainsi que dans le résumé qui se trouve dans la thèse de M. Lancereaux. Nous n'entreprendrons pas la description de ces lésions qui nous entraînerait trop loin de notre sujet; et si nous nous sommes un peu étendus sur les infarctus dans notre partie physiologique, c'est que ces altérations s'étaient produites simultanément avec un ramollissement cérébral et qu'elles nous permettaient d'étudier quelques particularités de la genèse de ce processus dans des organes (les reins, par exemple) où l'observation était plus facile que dans le cerveau.

La marche de ces lésions est très-analogue, comme nous l'avons dit, à celle du ramollissement cérébral; elles débutent comme lui par une partie tantôt anémiée, tantôt hyperémiée et surtout entourée de congestion ; plus tard elles finissent par se rétracter et forment des cicatrices jaunâtres comparables aux plaques jaunes de l'encéphale.

Nos observations nous donnent un certain nombre d'exemples de ces lésions (infarctus des reins (7), de la rate (8), de l'intestin (9), gangrènes des membres (10), en outre M. Vulpian nous a montré, de-

---


(1) Voy. Rayer, *Mal. des reins*, t. II, Néphrite rhumatismale, et les planches qui se rapportent à cet article.

(2) Charcot, Mém. de la Soc. de biol., 1851.

(3) Cohn, *Klinik der embolischen Gefässkrankheiten*, Berlin, 1860.

(4) Schützemberger, Gaz. méd. de Strasbourg, 1856.

(5) Beckmann, Virchow's Archiv., XX, p. 217, 1860.

(6) *Die Lehre von dem Fettemembolie*, Dorpat, 1863.

(7) Obs. III, V, VI, VIII, XXI, XXVIII, XXXIV, XXXV, XXXVII.

(8) Obs. V, XI, XV, XVII, XXV, XXXVI.

(9) Obs. XXXV.

(10) Obs. XXIX.

puis notre départ de la Salpêtrière, un infarctus du cœur qui avait amené la rupture de cet organe, qui coïncidait avec une oblitération de l'artère coronaire et qui était comparable à celui que nous avons obtenu sur un chien (exp. VIII).

Si toutes ces lésions sont évidemment identiques et résultent d'une altération vasculaire, quelle valeur faut-il leur donner dans le diagnostic de la nature du ramollissement cérébral?

Ces lésions ont une grande valeur quand avec des artères saines et un cœur contenant des caillots elles se rencontrent dans les différents viscères et accompagnent un ramollissement cérébral; elles sont la preuve de l'existence d'embolies, même si l'oblitération des artères cérébrales a échappé à l'autopsie (1); mais chez le vieillard il n'en est pas toujours de même; en effet, l'altération nutritive des organes peut résulter de la dégénérescence athéromateuse des petites artères et de la formation de coagulum sur place, de plus, comme nous l'avons dit, l'aorte est plus fréquemment ulcérée dans sa partie abdominale que dans sa portion thoracique, et ces ulcérations peuvent donner lieu à des infarctus des viscères sans qu'on puisse leur attribuer le ramollissement cérébral, en sorte que dans ces cas la question est plus complexe.

Nous ne serons pas plus longs sur ce sujet; nous tenions simplement à montrer que dans plusieurs de nos observations (qui sont très-comparables à nos expériences), des infarctus viscéraux ont pu aider à déterminer la nature du ramollissement, qui peut alors être considéré comme un véritable infarctus cérébral (2).

---

(1) Voy. Fritz, Gaz. hebd., 1856.

(2) Nous ne nous sommes pas occupés dans ce mémoire des lésions consécutives au ramollissement cérébral, telles que les atrophies descendantes de la moelle épinière, les altérations des nerfs, des muscles, des os, etc. Ce sujet très-vaste, comme on le voit, pourrait remplir, à lui seul, un long mémoire, et d'ailleurs notre collègue M. Bouchard a entrepris sur ces lésions secondaires des recherches qu'il doit publier prochainement.

## SECTION II. — SYMPTOMES.

Nous ne nous occuperons ici que des points qui nous paraissent avoir été quelque peu éclaircis, soit par nos expériences de physiologie pathologique, soit par l'analyse de nos observations. En première ligne, nous parlerons de ce symptôme si fréquent chez le vieillard et qui précède si souvent le ramollissement, en un mot de l'*étourdissement*.

*De l'étourdissement.* — Ce phénomène, rapporté habituellement à la congestion cérébrale, présente la plus grande analogie avec les troubles qui accompagnent l'ischémie, la suspension de la circulation cérébrale. M. Durand-Fardel lui-même, comme nous l'avons déjà dit, avoue que l'anémie cérébrale produit des symptômes analogues à ceux de la congestion. Aujourd'hui un certain nombre de médecins attribuent la plupart des accidents apoplectiformes des vieillards à l'anémie du cerveau. Qu'il nous suffise de dire que tel est l'avis de nos maîtres, MM. Vulpian et Charcot, qui ont souvent appelé notre attention sur ce point; c'est aussi l'opinion que M. Lancereaux développe dans sa thèse. (Voyez page 60.)

Pendant notre séjour à la Salpêtrière, nous avons été frappés de l'extrême fréquence de l'étourdissement chez les vieillards; malheureusement nous possédons peu de renseignements écrits à ce sujet. Dans un grand nombre de nos observations, même de celles que nous avons recueillies nous-mêmes au commencement de cette année, les étourdissements ne sont pas indiqués, notre attention n'ayant pas encore été suffisamment appelée sur ce point de la sémiologie du vieillard. On ne s'étonnera donc pas qu'après avoir insisté sur la fréquence de l'étourdissement, nous n'ayons que 11 observations sur 39 où il en soit fait mention. (Voy. obs. I, II, XIII, XVII, XIX, XX, XXII, XXIV, XXVI, XXVIII, XXXII.)

L'étourdissement consiste, à son plus faible degré, en un simple vertige avec obnubilation de la vue : le malade chancelle, mais il ne tombe pas, ne perd pas connaissance, et tout se dissipe au bout de quelques instants. (Voy. obs. II, XVII, XX, XXIV, XXVI, XXXII.)

Ces légers étourdissements se répètent quelquefois à de très-courts intervalles, et il arrive même qu'il se produise un état vertigineux presque continuel, en sorte que le malade, sans avoir de paralysie appréciable, est obligé de donner le bras à une personne pour marcher. A un degré plus avancé, le malade tombe, perd connaissance, puis revient à lui sans présenter de paralysie appréciable. (Voy. obs. XIX, XXII, XXVIII.)

Au degré le plus grave, le malade tombe presque foudroyé, présente quelquefois des convulsions épileptiformes et reste dans un état comateux ; la respiration est stertoreuse, les membres sont en résolution, il y a des déjections involontaires, quelquefois des vomissements, et la mort survient au bout de quelques heures. (Voy. obs. XXII, XXX, XXXI.)

En un mot, ce que nous venons de décrire sous le nom d'étourdissement représente exactement la congestion cérébrale des auteurs à ses différents degrés. Nous verrons bientôt s'il y a lieu d'attribuer aussi à l'ischémie les formes délirante et convulsive de la congestion cérébrale.

A leur degré le plus léger, les étourdissements coexistent souvent avec une santé parfaite : c'est en quelque sorte le premier trouble fonctionnel par lequel se manifeste la sénilité chez le vieillard jusque-là bien portant ; cependant, l'œil attentif de l'observateur peut découvrir tout un ensemble d'altérations organiques qui précèdent ou accompagnent à peu près constamment les étourdissements ; ce sont : l'arc sénile, l'induration des artères qui se présentent sous le doigt comme des tubes rigides ; des troubles dans les mouvements du cœur (irrégularité, intermittences, faiblesse de l'impulsion, timbre obscur des bruits, etc.) qui nous paraissent être souvent en rapport avec l'état graisseux de ses parois ; l'emphysème sénile avec atrophie du poumon, un certain degré d'amaigrissement ou plutôt d'atrophie de tout le corps, enfin cet ensemble de phénomènes que l'on désigne habituellement sous le nom de *cachexie sénile* (1).

---

(1) A ces symptômes viennent s'ajouter plus rarement des urines sanglantes et albumineuses indiquant la production d'un infarctus rénal, des douleurs spléniques avec tuméfaction de la rate qui ont pu faire diagnostiquer des infarctus de cet organe, comme M. Charcot nous a dit en avoir observé quelques exemples, enfin des gangrènes des membres.

Cette imperfection de la nutrition dans tout l'organisme se manifeste dans le cerveau par son atrophie souvent bien marquée chez les sujets de 70 à 80 ans. L'intelligence s'affaiblit en proportion, les sens deviennent plus obtus, la mémoire est affaiblie, la parole lente, les malades ont peine à comprendre les questions les plus simples, ils finissent par tomber dans un état de démence complète. Comme cet affaiblissement progressif des fonctions cérébrales accompagne habituellement les étourdissements, les auteurs qui admettent la congestion l'ont souvent considéré comme consécutif aux hyperémies répétées du cerveau, qui, troublant profondément les fonctions et altérant même la structure de cet organe (état criblé), finirait par produire la démence.

Il nous paraît probable que le plus souvent l'affaiblissement de l'intelligence et l'étourdissement se montrent simultanément et dépendent l'un et l'autre d'une même cause, à savoir : les troubles de la circulation et de la nutrition du cerveau. L'affaiblissement de l'intelligence, qui est un phénomène pathologique à marche lente, serait en rapport avec l'imperfection progressive de la circulation encéphalique qui s'aggrave à mesure que les athéromes rétrécissent les vaisseaux, abolissent leur élasticité, si nécessaire à la circulation (1), et que l'impulsion sanguine devient moins énergique, par suite de l'atrophie graisseuse du cœur (2).

L'étourdissement, accident brusque et passager, devrait au contraire être en rapport avec un trouble subit de la circulation encéphalique; c'est en effet ce qui existe dans les cas d'embolie, soit qu'il y ait embolie d'une artère volumineuse, soit que le contenu d'un kyste fibrineux du cœur ou d'un abcès athéromateux de la crosse de l'aorte ait pénétré jusque dans les capillaires des différentes parties du cerveau. Ces deux phénomènes pathologiques se manifestent seulement par des symptômes d'intensité différente.

---

(1) M. le docteur Marey a démontré que si l'on fait passer un courant de liquide saccadé, comme le courant sanguin, dans deux tubes de même diamètre, l'un rigide, l'autre élastique, le tube rigide fournira un écoulement moins considérable que le tube élastique. (Marey, ouvr. cit., p. 130.)

(2) Voy. Geist., *loc. cit.*

Dans les cas d'embolie capillaire généralisée, on observe habituellement une attaque apoplectiforme intense avec résolution générale, stertor, etc., et souvent mort rapide. Dans les cas d'oblitération d'une des artères du cerveau par embolie, la perte de connaissance manque souvent; mais fréquemment la circulation collatérale ne suffit pas pour nourrir la partie dans laquelle la circulation a été suspendue, et au lieu d'un simple étourdissement on a affaire à une véritable attaque de ramollissement (1), comme nous le verrons plus loin en analysant nos observations à propos des symptômes du ramollissement confirmé.

Il nous est impossible de ne pas rapprocher ces phénomènes de ceux que nous avons pu observer chez les animaux : si l'on injecte de la poudre de lycopode (voy. 1re partie), l'animal pousse aussitôt quelques cris, se débat, puis tombe dans un état comateux qui se termine par la mort. Si l'on injecte, au contraire, quelques corps plus volumineux (graines de tabac, par exemple) et en petit nombre, l'animal pousse un cri et se débat comme tout à l'heure, mais le plus souvent il ne perd pas connaissance, et dans quelques cas il présente des signes d'hémiplégie.

La thrombose peut-elle produire l'étourdissement? Nous avons dit tout à l'heure que l'embolie pouvait peut-être déterminer le simple étourdissement lorsque la circulation se rétablit assez vite pour que le cerveau ne se ramollisse pas. Nous croyons qu'il en est de même de la thrombose; il est vrai que la plupart des auteurs admettent que la thrombose produit plutôt des accidents à marche lente et chronique, mais il nous paraît résulter évidemment de nos observations que la thrombose peut produire des accidents subits exactement semblables à ceux de l'embolie.

Ce fait se montre dans toute son évidence dans les observations de thromboses cachectiques survenues chez des cancéreuses (voy. obs. VIII, X, XI). Dans ce cas il y a eu perte subite de connaissance; cependant la cause des accidents était certainement une coagulation sur place, car il n'y avait pas de point de départ embolique;

_______

(1) D'après certains auteurs même, l'oblitération d'une des artères située au delà du cercle de Willis serait presque toujours suivie de ramollissement, la circulation collatérale étant alors insuffisante. (Voy. Ehrmann, *loc. cit.*)

il nous a paru d'ailleurs que les différentes parties d'un thrombus que nous avons examinées étaient constituées par de la fibrine au même degré de régression, et s'étaient par conséquent formées à la même époque. Nous nous croyons donc autorisés à conclure que la thrombose peut, comme l'embolie, produire l'attaque apoplectiforme suivie de paralysie, ou le simple étourdissement si la circulation se rétablit assez vite.

Dirons-nous maintenant que tous les étourdissements ischémiques sont dus à l'embolie ou à la thrombose? Telle n'est point notre pensée ; nous croyons même que dans la plupart des cas, chez les vieillards dont le système artériel est altéré, de simples troubles dynamiques de la circulation peuvent produire ce symptôme. Chez un vieillard, dont les artères cérébrales, considérablement rétrécies, et indurées ne laissent arriver au cerveau que la quantité de sang strictement nécessaire à l'exercice de ses fonctions, et dont le cœur graisseux ne peut fournir qu'un effort impuissant à compenser ces conditions défavorables, n'est-il pas naturel que l'anémie cérébrale se produise avec la plus grande facilité et sous l'influence des moindres troubles fortuits dans les mouvements du cœur? (Voy. obs. XVII, XIX, XX, XXII.) N'est-ce pas à cet ensemble de conditions défavorables au jeu régulier de la circulation qu'il faut attribuer ces étourdissements légers, mais presque continuels, se transformant en cet état vertigineux continu dont nous avons parlé plus haut?

Chez les vieillards il n'est pas rare de rencontrer, outre les étourdissements, d'autres phénomènes qu'il serait peut-être permis d'attribuer aussi à l'ischémie cérébrale. Ainsi l'on voit quelquefois, surtout à la suite d'étourdissements, les malades tomber dans un état de torpeur : ils gâtent, restent hébétés, parfois ils présentent un peu de délire, de la carphologie, puis tout se dissipe au bout de peu de temps sans qu'il y ait eu de paralysie bien déterminée. (Voy. obs. XVII, XXVIII.)

Ces accidents peuvent se reproduire à plusieurs reprises, et en prenant des renseignements sur les vieilles femmes de la Salpêtrière, on apprend souvent qu'elles ont été gâteuses à plusieurs reprises et que dans les intervalles elles revenaient à un état de santé satisfaisant.

En résumé, nous pensons que la plupart des étourdissements que l'on observe chez les vieillards doivent être attribués à l'ischémie.

Quelquefois ils peuvent être dus à l'interruption subite du retour du sang dans les veines; nous avons eu occasion d'observer dernièrement chez une femme atteinte de cancer du sein droit, des étourdissements accompagnés d'engourdissements dans le bras gauche, qui trouvèrent leur explication dans des thromboses multiples du sinus de la dure-mère et des veines cérébrales, surtout à droite. Il n'y avait pas de ramollissement du cerveau.

En parlant des étourdissements, nous avons traité la partie la plus importante des prodromes de ramollissement : ces étourdissements annoncent, en effet, l'existence de troubles ischémiques qui peuvent un jour devenir suffisants pour amener un ramollissement; nous de vons ajouter que dans quelques cas les étourdissements appartiennent à la période qui précède immédiatement l'attaque : on voit les malades être pris de forts étourdissements auxquels succède, au bout de peu de temps, une attaque d'hémiplégie. (Obs. I, II, XIII.)

Il nous reste à noter les engourdissements que certains malades éprouvent dans les membres qui doivent être frappés de paralysie. Sur ce point, comme sur bien d'autres, vu l'état intellectuel des malades de la Salpétrière, les renseignements nous font défaut le plus souvent, et nous ne pouvons guère nous faire une idée exacte de la fréquence de ce symptôme. Il n'est pas rare cependant d'entendre dire aux malades qu'elles souffraient depuis quelque temps de rhumatismes dans les membres actuellement paralysés. Cette lacune de nos observations est d'autant plus regrettable que ce prodrome pourrait peut-être aider, dans quelques cas, à déterminer la nature du ramollissement. Il est bien évident que le ramollissement dû à une interruption subite de la circulation doit avoir un début subit; les douleurs prémonitoires appartiendraient donc au ramollissement à marche lente, dont le point de départ est dans l'altération athéromateuse des artères cérébrales. (Voy. obs. XX.), ou aux ramollissements dont la nature nous reste inconnue (voy. obs. XXXIII.)

Quoi qu'il en soit des douleurs prémonitoires et de la nature du processus pathologique, c'est presque toujours par une attaque brusque que la paralysie s'établit; nous avons cependant quelques exemples de ramollissements que rien n'avait annoncés pendant la vie, et qui n'avaient même pas été diagnostiqués. (Ramollissement latent de M. Durand-Fardel.) Les malades s'étaient affaiblies progressivement et étaient mortes sans avoir présenté ni attaque ni paralysie déterminée. (Voy. obs. IX, XXVII.) Il est vrai de dire que dans quelques cas, chez des vieillards profondément cachectiques, confinés au lit et en démence, une attaque de ramollissement peut passer inaperçue.

*De l'attaque.* — L'attaque présente la plus grande analogie avec l'étourdissement; pour mieux dire, elle n'en diffère que par la paralysie qui l'accompagne habituellement. Comme l'étourdissement, elle présente une intensité très-variable : tantôt ce n'est qu'un simple éblouissement, un simple vertige, sans perte de connaissance, mais suivi de paralysie, tantôt il y a perte de connaissance et coma.

Ces différences profondes peuvent-elles trouver une explication dans les altérations anatomiques? Examinons.

Dans 22 de nos observations il est mentionné s'il y a eu ou non perte de connaissance, et il est permis de rattacher les accidents soit à une oblitération artérielle, soit au mélange dans le sang de matière granuleuse provenant d'ulcères athéromateux de la crosse de l'aorte ou de caillots anciens des cavités gauches du cœur.

De ces 22 observations, il en est 10 où il y a eu perte de connaissance. D'après les lésions anatomiques, ces 10 cas se répartissent ainsi : 5 présentent des athéromes ulcérés de la crosse avec boue athéromateuse en contact avec le sang. (Obs. II, XXIII, XXV, XXX, XXXI.)

Un cas présente un caillot ancien en voie de régression dans le ventricule gauche (le sang recueilli dans le ventricule contenait des corps granuleux) (obs. XXVIII).

Deux autres présentent des oblitérations artérielles, l'une (obs. VI) d'une carotide, l'autre (obs. IV) des deux carotides.

Enfin, dans les deux dernières observations (XV, XVI), les accidents pouvaient être attribués à des oblitérations des artères qui naissent du cercle de Willis ou de leurs branches.

Sur ces 10 observations, il en est donc 6 qui peuvent se rapporter à l'embolie capillaire; dans 2 autres, des troncs artériels très-importants (carotides) étaient oblitérés, et il avait dû en résulter une anémie très-étendue, sinon générale, de l'encéphale.

Nous ne voulons certes pas déduire des conclusions trop absolues de faits aussi peu nombreux et dans lesquels tant de conditions complexes doivent être considérées ; mais nous ne pouvons nous empêcher de signaler cette concordance entre les faits d'observation pathologique et les inductions que nous avons tirées de nos expériences.

Les observations où il est indiqué qu'il n'y a pas eu de perte de connaissance sont au nombre de douze.

Dans neuf de ces observations (obs. I, III, VII, VIII, IX, X, XIII, XXIX, XXXV), il existait une oblitération, constatée dans les sept premières et très-probable dans les deux dernières, d'une des artères qui naissent du cercle de Willis. Dans trois seulement (obs. XXIV, XXVI, XXVII), le ramollissement pouvait être attribué à des athéromes ulcérés de la crosse aortique; ces trois observations paraissent donc être en contradiction avec la théorie que nous avançons; mais il faut considérer que l'embolie capillaire n'est qu'une probabilité dans ces trois cas, les accidents pouvant être dus aux athéromes des artères cérébrales, et qu'enfin, si elle s'est produite, elle a pu n'être pas généralisée dans tout l'encéphale.

Nous sommes donc disposés à conclure : qu'une attaque subite avec perte de connaissance et coma profond correspond le plus souvent à une anémie très-étendue de l'encéphale, soit par embolie capillaire, soit par oblitération de gros troncs artériels (oblitération des carotides par des caillots qui se prolongent jusque dans leurs branches), et qu'une attaque légère, sans perte de connaissance et suivie d'hémiplégie, dépend habituellement de l'oblitération d'une des artères qui naissent du cercle de Willis.

Dans les cas où le ramollissement était dû au simple état athéromateux des artères cérébrales, nous avons observé tantôt perte de connaissance (obs. XVIII, XIX, XXII), tantôt conservation plus ou moins complète de l'intelligence. (Obs. XVII, XX.)

Nous avons dit plus haut que nous avions observé des thromboses multiples des sinus de la dure-mère et des veines cérébrales ayant donné lieu à des étourdissements légers; nous avons deux observations de ramollissement consécutif à des thromboses veineuses; dans un de ces cas, il y a eu une attaque d'hémiplégie subite, dans l'autre on a observé de la somnolence, un délire tranquille, puis du coma sans qu'il y ait eu de véritable attaque; il faut ajouter que la malade était déjà profondément affaiblie par un vaste ulcère cancéreux de la face. (Obs. XXXIX).

Dans les cas où la cause du ramollissement est restée douteuse, l'attaque était tantôt légère et sans perte de connaissance (obs. XXXII),

tantôt intense avec perte de connaissance et coma (obs. XXXIII, XXIV).
Mais nous n'insisterons pas sur ces cas, puisque nous ignorons complétement le mécanisme par lequel se sont produits l'attaque et le ramollissement.

Dans quelques cas, l'attaque est accompagnée de cris (obs. II, X) et de mouvements convulsifs épileptiformes (obs. II, X, XVI, XXII, XXXI), de sorte qu'elle offre la plus parfaite ressemblance avec les symptômes que nous avons observés sur les animaux au moment où les corps étrangers emboliques arrivent dans les centres nerveux et y interrompent le cours du sang. Dans les cinq cas où l'on a observé des convulsions épileptiformes, cet accident a pu être rattaché à quatre causes différentes : 1° la thrombose d'une artère cérébrale (obs. X); 2° l'embolie capillaire (obs. II (1), XXXI); 3° l'état athéromateux des artères cérébrales (obs. XXII); 4° la déchirure de la couche corticale par un ramollissement hémorrhagique (obs. XVI). M. le docteur Charcot nous a dit avoir plusieurs fois observé cette coïncidence des convulsions épileptiformes avec les déchirures de la substance grise des circonvolutions par un foyer hémorrhagique.

A ces phénomènes peuvent s'ajouter parfois des troubles intellectuels tels que du délire, et nous en avons parlé à propos de l'étourdissement pour les rattacher à l'ischémie cérébrale. Mais, en résumé, le délire est un symptôme rare, il n'est qu'un bien petit nombre de nos observations (obs. XIX) où il ait été mentionné d'une façon bien nette ; les troubles intellectuels qu'on observe le plus souvent consistent dans un état de stupeur ou d'affaiblissement progressif des fonctions cérébrales, lorsque le début du ramollissement s'est fait d'une façon graduelle.

*De la paralysie.* — Maintenant que nous avons étudié les principaux symptômes qui précèdent et accompagnent l'attaque apoplectique, nous aurions à décrire l'hémiplégie qui se manifeste dans le plus grand nombre des cas. On comprend que nous ne nous étendions pas longuement sur un sujet qui a été traité d'une manière fort complète par la plupart des auteurs et sur lequel nos observations ne nous

---

(1) Comme dans cette observation il y avait à la fois une oblitération de l'artère basilaire et des athéromes ulcérés de la crosse aortique, les accidents convulsifs peuvent être attribués soit à l'une, soit à l'autre de ces deux causes.

fournissent que peu de données nouvelles ; cependant nous devons insister sur quelques particularités qui nous ont frappés dans nos observations.

Nous avons eu l'occasion d'observer quelques cas dans lesquels l'hémiplégie siégeait du même côté que la lésion encéphalique qui se trouvait alors dans un hémisphère cérébelleux (telle est l'obs. II) ; ce fait indique une action croisée du cerveau et du cervelet, et peut être rapproché des atrophies d'un hémisphère cérébelleux qui surviennent consécutivement à une lésion de l'hémisphère cérébral du côté opposé.

L'hémiplégie peut présenter des degrés variables dans son intensité : tantôt elle est complète, les membres sont flasques, retombent inertes, rarement ils présentent un peu de roideur ; tantôt elle est plus ou moins incomplète, annoncée quelquefois par une simple déviation des traits de la face (obs. III) ou un léger affaiblissement des membres d'un côté du corps ; tantôt enfin elle peut manquer complétement (ramollissement latent).

L'hémiplégie complète peut correspondre aux lésions anatomiques les plus variées quant au siége et quant à l'étendue. En effet, dans certains cas, une hémiplégie avec abolition complète des mouvements est en rapport avec un vaste ramollissement occupant une grande partie d'un hémisphère (obs. I, III, VI, XXI, XXXIII, XXXVII) ; dans d'autres, avec un ramollissement moins étendu occupant soit les parties centrales (obs. V, VIII, XXXV, etc.), soit les circonvolutions (obs. X, XI, XIII, etc.).

Dans quelques cas relativement rares (obs. XII, XXIV, XXV, XXXII), la paralysie n'est devenue complète que quelques jours après l'attaque ; cette marche progressive de la paralysie dans les premiers jours de la maladie a été considérée comme un signe propre à faire distinguer le ramollissement d'avec l'hémorrhagie ; nos observations ne nous permettent pas d'adopter cette manière de voir, puisque sur un grand nombre d'observations où s'est montrée une attaque d'hémiplégie nous n'en avons que quatre dans lesquelles la paralysie ne s'est pas établie d'emblée avec toute son intensité.

Comme l'hémiplégie complète, l'hémiplégie avec un certain degré de conservation des mouvements correspond à des lésions fort variables, et dans quelques cas à des ramollissements étendus (obs. III, XVII, XIX), mais parfois des attaques successives d'hémiplégie incomplète nous ont paru en rapport avec ces foyers multiples, et les lacunes que l'on rencontre chez les vieillards présentant cette dégénèrescence athéromateuse très-avancée des artères sur laquelle nous avons insisté plus haut (obs. XVII, XXIV, XXV, XXX).

Enfin, nous avons quelques exemples rares d'un ramollissement étendu, constaté à l'autopsie, sans qu'il y ait eu de paralysie appréciable (ramollissement latent de M. Durand-Fardel). Telles sont les observations IX, XXVII, auxquelles nous pouvons ajouter les observations VII, XXXI, XXXIV, XXXV, dans lesquelles les malades avaient succombé à un ramollissement récent, mais qui présentait de plus des plaques jaunes ou d'anciens foyers des parties centrales sans que rien dans les renseignements fournis ait pu faire supposer une hémiplégie ancienne.

*De la contracture.* — On a signalé la contracture dans la première période du ramollissement comme fréquente et pouvant servir à distinguer cette maladie de l'hémorrhagie cérébrale. Déjà M. Durand-Fardel a démontré que si la contracture est fréquente dans le ramollissement, c'est dans ses périodes ultérieures, et qu'elle est tout à fait exceptionnelle au début. Nos observations confirment parfaitement la manière de voir de cet auteur ; en effet, dans presque toutes nos observations de ramollissement récent, les membres paralysés étaient complétement flasques (obs. I, II, III, V, VI, VII, VIII, X, XI, XVIII, XXI, XXIII, XXIX, XXX, XXXII, XXXIV, XXXV, XXXVII, XXXVIII) ; dans trois cas seulement (obs. IV, XII, XXV) il s'était manifesté dans les premiers jours de la maladie un peu de roideur passagère des membres paralysés.

Dans les ramollissements anciens, au contraire, une contracture plus ou moins prononcée est la règle ; les malades présentent alors une attitude spéciale (1), surtout lorsqu'il existe une vaste destruction de la substance encéphalique ; dans une communication que l'un de nous a faite à la Société de biologie, il a attiré l'attention sur l'attitude spéciale que présentaient alors les malades, et il a pu la rapprocher de celle que l'on rencontre chez les individus atteints d'agénésie cérébrale.

---

(1) Voy. à ce sujet : *Note sur les lésions des nerfs et des muscles liées à la contracture tardive et permanente des membres dans l'hémiplégie,* par M. Cornil. (Mémoires de la Société de biologie, 1863.)

Ce symptôme d'ailleurs nous a paru souvent en rapport avec la période de prolifération de tissu conjonctif (fausse sclérose de M. Bouchard) qui se produit dans les atrophies descendantes (obs. VI, XIII, XIV, XV, XVI, XXVI, XXXVI).

*De la déviation des yeux et de la tête.* — Un symptôme sur lequel M. Vulpian a souvent attiré notre attention et qui a été l'objet d'une note publiée par l'un de nous dans la *Gazette hebdomadaire* (1865, p. 649), est la déviation des yeux et quelquefois de la tête qui sont tournés du côté opposé à la paralysie vers le foyer encéphalique ; cette déviation, qui semble être une ébauche du mouvement de rotation observé dans plusieurs de nos expériences, a été signalée dans un grand nombre de nos observations (obs. I, III, IV, VII, VIII, XI, XXIV, XXV, XXIX, XXXII, XXXIV, XXXV, XXXVII).

Ce signe, qui est ordinairement passager et ne dure que quelques jours, peut servir dans quelques cas à faire reconnaître une affection cérébrale récente ; c'est ce qui arrive par exemple quand le malade est plongé dans le coma avec résolution générale et que les renseignements font défaut.

Il nous a été une fois d'une grande utilité pour diagnostiquer une attaque récente survenue chez une ancienne hémiplégique tombée dans le coma pendant qu'elle mangeait ; la face était violacée, la malade était prise de suffocation. Ces symptômes semblaient si bien indiquer l'existence d'un corps étranger dans le pharynx que nous pratiquâmes le cathétérisme de l'œsophage par les fosses nasales (il était impossible d'ouvrir la bouche de la malade) ; c'est alors que nous aperçûmes la déviation synergique des deux yeux qui nous fit reconnaître à coup sûr une lésion cérébrale récente : il s'agissait en effet d'une vaste hémorrhagie ventriculaire, comme le montra l'autopsie.

La confusion entre une attaque apoplectique et un corps étranger du pharynx peut paraître extraordinaire au premier abord ; mais nous devons dire que trois fois, dans l'année que nous avons passée à la Salpêtrière, nos collègues ou nous-mêmes avons été embarrassés dans ce diagnostic différentiel ; dans un des cas, les symptômes de résolution générale ressemblaient si bien à ceux du cas précédent que l'on crut à une hémorrhagie cérébrale ou à une ischémie généralisée. L'autopsie fit constater la présence dans le pharynx d'un bol alimentaire volumineux qui avait produit des symptômes de suffocation, et à leur suite la résolution apoplectique.

*De la sensibilité.* Nous avons mentionné plus haut les engourdissements et les douleurs qui peuvent précéder l'attaque de paralysie. Après l'attaque, la sensibilité est quelquefois conservée intacte dans les membres paralysés, comme cela est mentionné dans 11 de nos observations; dans 14 de nos observations, la sensibilité était obtuse; enfin, beaucoup plus rarement elle était complétement abolie. (Obs. III, VI, VIII.) Ces résultats se rapprochent, comme on le voit, de ce qui a été indiqué par les auteurs, et en particulier par M. Durand-Fardel.

Dans les hémiplégies anciennes il se produit assez fréquemment, en même temps que la contracture des membres paralysés, des troubles de la sensibilité qui consistent surtout en des douleurs plus ou moins vives, et qui paraissent être en rapport avec la prolifération conjonctive qui se fait à cette époque dans les nerfs (1).

Quant aux mouvements réflexes, ils ont été souvent signalés dans nos observations; généralement plus prononcés dans le membre inférieur, quelquefois ils étaient abolis au moment de l'attaque et n'apparaissaient qu'au bout d'un ou plusieurs jours.

*De l'intelligence.* Nous avons cherché plus haut à établir un rapport entre l'abolition plus ou moins complète de l'intelligence qui se produit au moment de l'attaque et la plus ou moins grande généralisation des troubles ischémiques de l'encéphale.

Nous pensons que c'est aussi dans des lésions généralisées des centres nerveux qu'il faut souvent trouver l'explication de l'abolition complète de l'intelligence. Presque constamment chez les individus atteints de ramollissement ancien, l'intelligence est notablement diminuée, et il s'est établi, à la suite de l'attaque, un certain degré de démence; il n'est pas rare cependant de trouver les fonctions intellectuelles conservées à un certain degré : c'est en particulier ce qui arrive dans les cas d'embolie ou de thrombose d'une artère cérébrale, lorsqu'un foyer limité se trouve dans un encéphale sain d'ailleurs (obs. XIII, XIV), on sait que chez les aphasiques l'intelligence n'est le plus souvent pas complétement abolie. Les ramollissements par athéromes avec foyers multiples et lacunes disséminées, dans lesquels tout l'encéphale paraît avoir subi des troubles nutritifs, nous semblent au contraire presque constamment en rapport avec un état de démence beaucoup plus prononcé; les malades gâtent, restent hébé-

---

(1) Voy. à ce sujet le mémoire déjà cité de M. Cornil.

tés dans un état de stupeur complète, et ne prononcent que quelques paroles incohérentes. (Obs. XVI, XVII, XXIV, etc.)

Enfin, il en est de même des vastes ramollissements occupant une grande partie d'un hémisphère, tout le lobe antérieur par exemple, et qui s'accompagnent habituellement de démence complète. (Obs. XXXIII, XXXVII.)

Nous ne nous étendrons pas sur l'aphasie; le plus grand nombre de nos observations ayant servi à faire le tableau que MM. Charcot et Vulpian ont remis à M. le professeur Trousseau lors de la discussion sur l'aphasie et qu'il a présenté à l'Académie de médecine.

*De la température.* — L'absence de l'appareil fébrile dans le ramollissement cérébral a été généralement signalée, mais nous devons indiquer les résultats de l'examen thermométrique de la température rectale que M. le docteur Charcot a souvent pratiqué dans son service. Il résulte, en effet, de cet examen que dans le ramollissement cérébral on ne rencontre jamais cette élévation de température considérable qui caractérise les maladies inflammatoires. Ainsi, tandis que dans la pneumonie on voit le thermomètre s'élever chez les vieillards de 37 degrés 1/5 (température normale) à 40 et même 41 degrés, dans le ramollissement il s'élève tout au plus à 38 degrés, si ce n'est dans les derniers moments de la vie; mais à ce moment l'élévation thermométrique n'est due en rien au ramollissement, elle se produit par le fait même de l'agonie.

Nous n'avons que peu d'observations où la température rectale soit indiquée et que nous puissions citer comme exemple (voy. obs. XXVI, XXXIV, XXXV, XXXVIII); mais M. le docteur Charcot nous a dit avoir souvent fait cette recherche et n'avoir jamais constaté d'élévation notable de température dans le ramollissement.

On peut considérer ce résultat comme un argument de plus en faveur de la nature non phlegmasique du processus qui constitue le ramollissement.

## RÉSUMÉ ET CONCLUSIONS.

Comme on le voit nous sommes loin d'avoir étudié tous les points de l'histoire du ramollissement cérébral; tel n'était point d'ailleurs notre but : comme nous l'avons dit au commencement de ce travail, nous n'avons eu d'autre intention que de présenter quelques considérations nouvelles, et de chercher à élucider quelques points encore obscurs de cette maladie. Nous avons complétement laissé de côté l'étude des différentes espèces de ramollissement inflammatoire, et nous ne sommes pas sortis du cadre que nous avaient tracé les observations prises à la Salpêtrière.

En terminant nous allons rappeler brièvement les principales conclusions auxquelles nous sommes arrivés :

L'expérimentation sur les animaux nous a permis de produire, au moyen d'embolies artificielles, des ramollissements identiques à ceux que l'on observe chez l'homme, et d'en suivre le processus à ses diverses périodes. Nous avons pu ainsi étudier l'hyperémie du début, la dégénération nécrobiotique qui lui succède; enfin la production du tissu conjonctif et la formation des plaques jaunes qui appartiennent à la troisième période du ramollissement.

Des expériences analogues avaient été faites en Allemagne par MM. Virchow, Cohn, Panum, etc. Mais les procédés employés par ces expérimentateurs produisant une mort trop rapide ne leur avait pas permis d'étudier dans ses diverses phases le processus qui constitue le ramollissement cérébral.

D'après les conseils de M. le docteur Vulpian, qui avait déjà produit sur un chien un ramollissement bien caractérisé du cervelet, nous avons pu instituer des expériences qui, n'entraînant pas la mort immédiate de l'animal, nous permirent de suivre le processus morbide dans tout son développement, et de lui assimiler les infarctus qui dans plusieurs de nos expériences se sont produits simultanément dans les viscères.

Nous avons pu établir : qu'une congestion manifeste se produit habituellement dans les points où se distribue l'artère oblitérée, et nous avons montré qu'il est difficile de se rendre compte de la cause de cette hyperémie dans l'état actuel de la science. Quelle qu'en soit l'explication mécanique, ce fait nous a suffi pour établir que l'hyperémie des ramollissements rouges, sur laquelle on s'était fondé pour les assimiler aux phlegmasies, doit être considérée comme d'une toute autre nature.

Nous avons pu saisir sur le fait le début du travail nécrobiotique et démontrer que dès le troisième jour il existe des corps granuleux bien nets et un grand nombre de granulations graisseuses non encore agglomérées et qui se rassemblent surtout autour des capillaires en leur formant comme une gaine. Les parois mêmes des capillaires nous ont quelquefois présenté une dégénérescence granulo-graisseuse consécutive, et, dans un cas, des anévrysmes disséquants.

Enfin, sur un chien qui avait survécu cinq semaines à l'opération, nous avons vu le processus nécrobiotique aboutir à la formation d'une véritable plaque jaune des circonvolutions.

L'analyse de nos observations nous a permis d'y retrouver des ramollissements constitués par un processus morbide très-analogue à celui que nous avons pu étudier sur le chien.

Cette altération nécrobiotique du tissu cérébral nous a paru presque constamment expliquée par des troubles ischémiques, dont le point de départ était variable selon les cas, et nous avons pu établir une certaine relation entre ces différentes espèces de troubles ischémiques et les caractères du ramollissement cérébral; le point de départ de ces troubles ischémiques se trouvait tantôt dans une oblitération artérielle par thrombose ou par embolie, tantôt dans la seule dégénérescence athéromateuse des artères cérébrales, tantôt, peut-être, dans une embolie capillaire plus ou moins généralisée. Dans deux cas seulement on n'a pu saisir aucune cause de troubles circulatoires; mais il se peut que l'oblitération artérielle ait échappé, la recherche en étant fort minutieuse.

Aucune de nos observations ne nous a permis d'attribuer à coup sûr le ramollissement à la dégénérescence athéromateuse des capillaires, et nous avons vu que cette dégénérescence peut être consécutive; nous ne pouvons donc rien avancer de précis à cet égard.

Au processus nécrobiotique, qui constitue essentiellement le ramollissement cérébral, viennent quelquefois s'ajouter des phénomènes irritatifs. Nous avons vu dans quelques cas se produire de l'inflammation et de la suppuration autour des infarctus que nous avons produits chez les chiens; nous avons cherché à rapprocher de ces phénomènes la production de néo-membranes de la dure-mère au niveau des anciens foyers de ramollissement.

Dans la partie sémiologique, nous avons insisté sur les symptômes de l'ischémie cérébrale, nous avons attribué à cette cause les étourdissements et les attaques apoplectiformes suivies de mort rapide sans lésion des centres nerveux, et que la plupart des auteurs ont rapportés à la congestion cérébrale. Nous avons essayé d'établir un rapport entre l'intensité plus ou moins grande de l'attaque et la plus ou moins grande généralisation de l'ischémie cérébrale; enfin nous avons montré que la thrombose peut, comme l'embolie, donner lieu à des accidents subits.

Relativement à la paralysie, à la contracture et aux autres symptômes du ramollissement, nous n'avons eu que peu de chose à ajouter aux descriptions que l'on trouve dans les auteurs. L'analyse de nos observations a montré que la paralysie s'établit le plus souvent d'emblée et suit rarement une marche progressive, en sorte qu'il est impossible de fonder sur cette marche un signe diagnostique de quelque valeur.

Enfin, l'examen de la température rectale dans quelques-unes de nos observations, et les renseignements que M. le docteur Charcot a bien voulu nous donner à ce sujet, nous ont permis de dire que, contrairement à ce qui se passe dans les maladies inflammatoires, la température du corps ne s'élève pas notablement dans le ramollissement cérébral; en sorte que si l'inflammation joue un rôle dans cette maladie, ce rôle est certainement très-secondaire, et le processus qui la constitue essentiellement est de toute autre nature. Il serait intéressant de faire les mêmes recherches thermométriques dans les cas de ramollissement inflammatoire.

---

Nous ajoutons à ce mémoire, le résumé d'une expérience récente dans laquelle l'hyperémie consécutive aux oblitérations artérielles, s'est montrée avec une netteté encore plus grande que dans les expériences publiées plus haut. Voici cette expérience :

INJECTION DE GRAINES DE TABAC DANS LE BOUT CENTRAL DE LA CAROTIDE GAUCHE ; RAMOLLISSEMENT CÉRÉBRAL ; INFARCTUS MULTIPLES DE LA RATE, DES REINS, DE L'INTESTIN, DES POUMONS.

Exp. XIV. — Chien adulte de taille moyenne.

Le 22 mars 1866, à trois heures de l'après-midi, nous injectons dans le bout central de la carotide gauche environ 20 grammes d'eau tenant en suspension des graines de tabac. L'animal se débat et pousse un cri; on constate qu'il ne peut plus se tenir debout; il remue cependant les pattes qui ne peuvent le soutenir. La faiblesse est surtout prononcée dans le train postérieur. Mouvements réflexes quand on marche sur les pattes postérieures. Pas de symptômes nets d'hémiplégie, pas de phénomènes de rotation.

L'animal reste triste et abattu; le lendemain 23 mars, nous le trouvons dans le coma de l'agonie et il meurt dans la soirée.

Autopsie. — *Cavité cranienne.* L'artère sylvienne droite contient une forte accumulation de graines de tabac. Il en est de même du tronc basilaire, surtout dans la portion qui précède sa bifurcation.

*Cerveau.* L'hémisphère droit présente une mollesse remarquable; il s'affaisse sur sa base; sa surface présente une assez forte injection. A la coupe le tissu est mou, un peu diffluent, rosé par places, blanchâtre dans d'autres. Ce ramollissement s'étend dans le centre blanc, mais n'atteint pas le ventricule latéral. Les parties profondes (corps striés, couches optiques) sont saines.

L'examen microscopique montre des débris de tubes nerveux, non granuleux, et une foule de granulations graisseuses disséminées, mais pas encore de corps granuleux. Les vaisseaux capillaires sont gorgés de sang, mais on n'y a pas trouvé d'anévrysme disséquant; en quelques points ils présentent des dilatations manifestes.

*Moelle.* Non examinée.

*Poumons.* Quelques taches apoplectiques sont disséminées à la surface des poumons. L'oblitération des artères bronchiques n'a pu être suffisamment recherchée.

*Foie.* Très-congestionné. Pas d'infarctus bien limité.

*Rate.* Présente quatre ou cinq infarctus séparés les uns des autres par des parties saines, se présentant sous l'aspect de plaques saillantes, molles, de coloration violacée, tranchant sur les parties saines qui sont d'une teinte plus claire et plus rose. Ces infarctus, qui rappellent exactement ceux que nous avons vus se produire sous nos yeux dans une précédente expérience où nous avions préalablement ouvert le ventre de l'animal, correspondent à des branches de l'artère splénique oblitérées par des graines de tabac. Les branches artérielles qui se rendent aux parties saines ne sont pas oblitérées. (Pl. II, fig. 9.)

*Reins.* Présentent tous les deux des infarctus ramollis correspondant à des oblitérations artérielles.

*Intestin.* Deux anses intestinales sont fortement injectées de coloration brunâtre et violacée; leurs parois sont friables et manifestement ramollies par places. Les artères correspondantes sont oblitérées.

Plusieurs ganglions mésentériques sont rouges et tuméfiés; l'un d'eux présente un peu de ramollissement.

Cette expérience nous a paru intéressante en ce qu'elle a montré avec la plus grande netteté dans le cerveau, dans la rate, dans l'intestin, cette hyperémie qui se produit au début dans les infarctus et consécutivement à l'oblitération artérielle. Cette hyperémie nous paraît difficile à expliquer, mais nous croyons que la constatation du fait n'est pas sans importance; car nous sommes en droit d'en conclure que, consécutivement aux oblitérations artérielles, il peut se produire secondairement de l'hyperémie avec tuméfaction du tissu, altérations que l'on rattachait habituellement à un processus inflammatoire (ramollissement rouge du cerveau), et qui cependant n'a rien de commun avec les phénomènes phlegmasiques.

FIN.

# TABLE DES MATIÈRES.

## PREMIÈRE PARTIE.


Expériences physiologiques...................................... 2

§ I.   Ligature des artères............................. 4
§ II.  Injection de poudres fines....................... 5
§ III. Injection de graines de tabac..................... 11
Première série d'expériences (injections par le bout périphérique
d'une carotide).................................................. 12
Analyse de ces expériences..................................... 19
Deuxième série d'expériences (injections par le bout central de
l'artère)...................................................... 23
Analysé de ces expériences..................................... 32
Appendice à la partie physiologique (de la congestion qui accom-
pagne les infarctus)........................................... 38
Conclusions.................................................... 44


## DEUXIÈME PARTIE.


Section I. Anatomie pathologique et nature...................... 44

Chapitre I. Ramollissements par oblitération artérielle constatée. 44
§ I.   Ramollissements récents............................ 45
§ II.  Ramollissements anciens........................... 65
§ III. De l'oblitération artérielle....................... 75
Chapitre II. Ramollissements qui peuvent être attribués à l'état
athéromateux des artères cérébrales............................ 79
Chapitre III. § I. Ramollissements pouvant être rapportés à l'em-
bolie capillaire............................................... 87
§ II. Accidents ischémiques sans ramollissement.......... 97
Chapitre IV. § I. Ramollissements sans lésions vasculaires évi-
dentes......................................................... 102
§ II. Altérations des capillaires........................ 114
Chapitre V. Ramollissements par oblitération veineuse......... 117

Chapitre VI. Lésions viscérales qui accompagnent le ramollissement.............................................................. 120

Section II. Symptômes............................................ 123
De l'étourdissement.......................................... 123
De l'attaque................................................. 128
De la paralysie.............................................. 131
De la contracture............................................ 133
De la déviation des yeux et de la tête....................... 133
De la sensibilité............................................ 134
De l'intelligence............................................ 135
De la température ........................................... 136
Résumé et conclusions............................................ 136
Note sur une expérience récente d'injection de graines de
tabac dans le bout central d'une carotide.................... 139

FIN DE LA TABLE DES MATIÈRES.

# PLANCHES.

# PLANCHE I.

Fig. 1. Rein de chien présentant deux infarctus calcifiés dont l'un est entouré par une collection purulente (exp. IX, p. 27).

2. Rein de chien présentant plusieurs infarctus (exp. VII, p. 24).

3. Cristaux de sulfate de chaux obtenus en traitant une préparation de l'infarctus calcifié par l'acide sulfurique (exp. IX, p. 27).

4 et 5. Coupe faite au centre de l'infarctus représenté fig. 1. La préparation représentée dans la fig. 4, vue avec un grossissement plus considérable, a été traitée par l'acide acétique : les tubes sont pâlis par la dissolution du carbonate de chaux et les noyaux du tissu conjonctif de nouvelle formation sont devenus plus apparents (exp. IX. p. 27).

6. Rein de vieillard présentant un ancien infarctus calcifié (*voy.* p. 37).

7 Coupe de ce même infarctus.

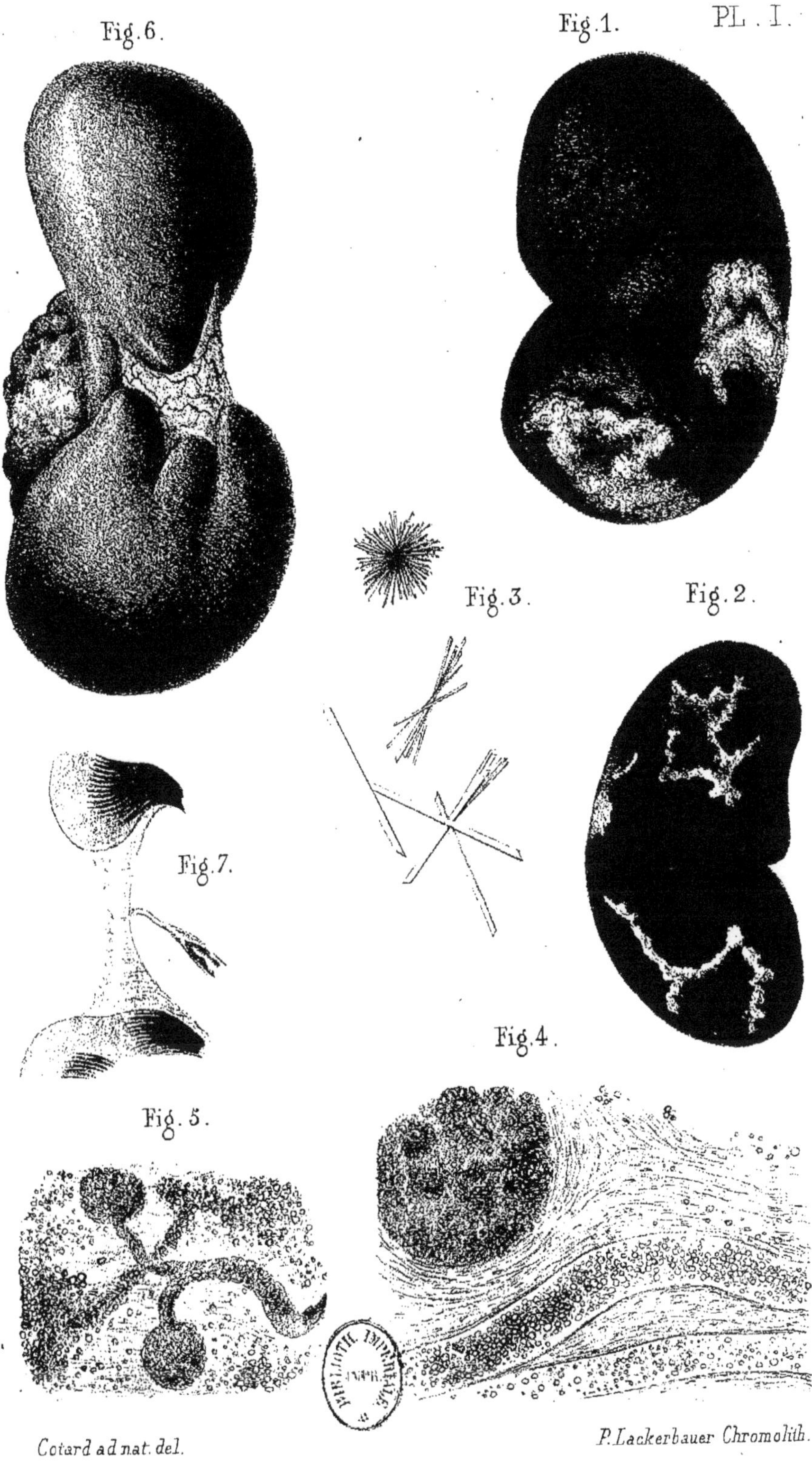

Fig.6.
Fig.1.
PL . I.
Fig.3.
Fig.2.
Fig.7.
Fig.4.
Fig.5.
Cotard ad nat. del.
P.Lackerbauer Chromolith.

# PLANCHE II.


Fɪɢ. 1. Lamelles de cholestérine, corps granuleux, granulations graisseuses et gouttes d'huile provenant d'un ulcère athéromateux de la crosse de l'aorte (obs. XXVII, p. 92).

2. Corps granuleux et gouttes d'huile trouvés dans le sang de l'artère crurale (même obs.).

3. Anévrysme disséquant des capillaires d'un ramollissement rouge par oblitération veineuse (obs. XXXVIII, p. 118).

4, 5, 6. Anévrysmes disséquants des capillaires d'un ramollissement rouge violacé (obs. XXIV, p. 105).

7. Artère sylvienne, très-athéromateuse, rétrécie par places et oblitérée par un thrombus (obs. XIV. p. 70).

8. Artère sylvienne (représentée un peu trop grosse) oblitérée par un thrombus qui se prolonge dans ses branches (obs. VIII, p. 59).

9. Infarctus récents de la rate d'un chien : les parties tuméfiées et bleuâtres correspondant à des artères oblitérées (exp. XIV, p. 139).

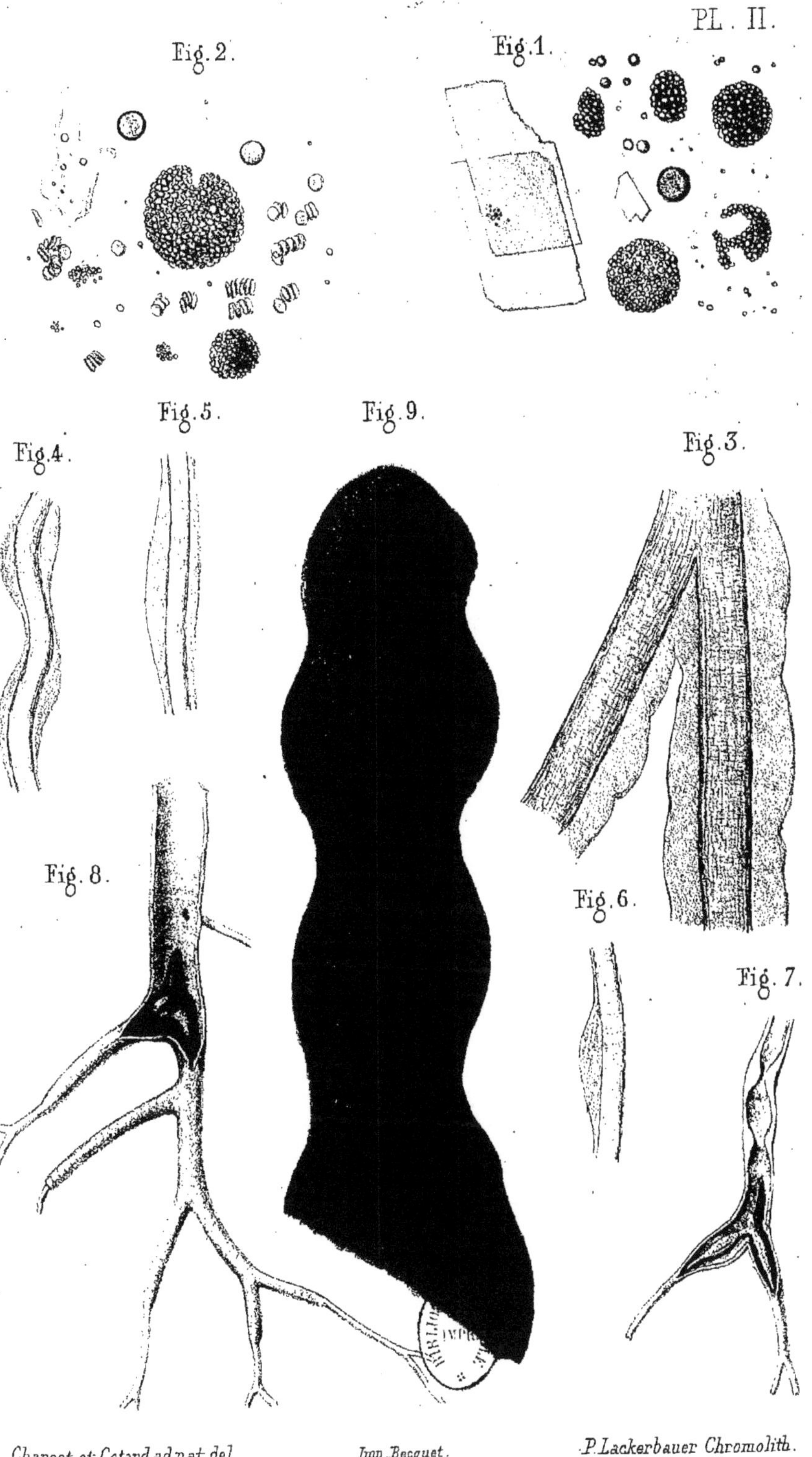



Charcot et Cotard ad nat. del.    Imp. Becquet.    P. Lackerbauer Chromolith.

# PLANCHE III.

Fig. 1. Coupe faite dans la plaque jaune représentée fig. 4.

2. Autre préparation traitée par l'acide acétique.

3. Anévrysme disséquant des capillaires dans un ramollissement rouge obtenu chez un chien (exp. XIII, p. 116)

4. Plaque jaune du cerveau obtenue expérimentalement chez un chien (exp. XII, p. 68).

5. Ramollissement récent rouge, obtenu expérimentalement chez un chien, mort un jour après l'injection de graines de tabac dans une carotide (bout périphérique). L'hémisphère malade est incisé longitudinalement.

6. Corps granuleux et granulations graisseuses provenant d'un petit foyer de ramollissement rouge obtenu chez un chien (exp. IX, p. 27).

7 et 8. Altérations secondaires des capillaires dans un ramollissement rouge obtenu chez un chien (exp. XIII. p. 116).

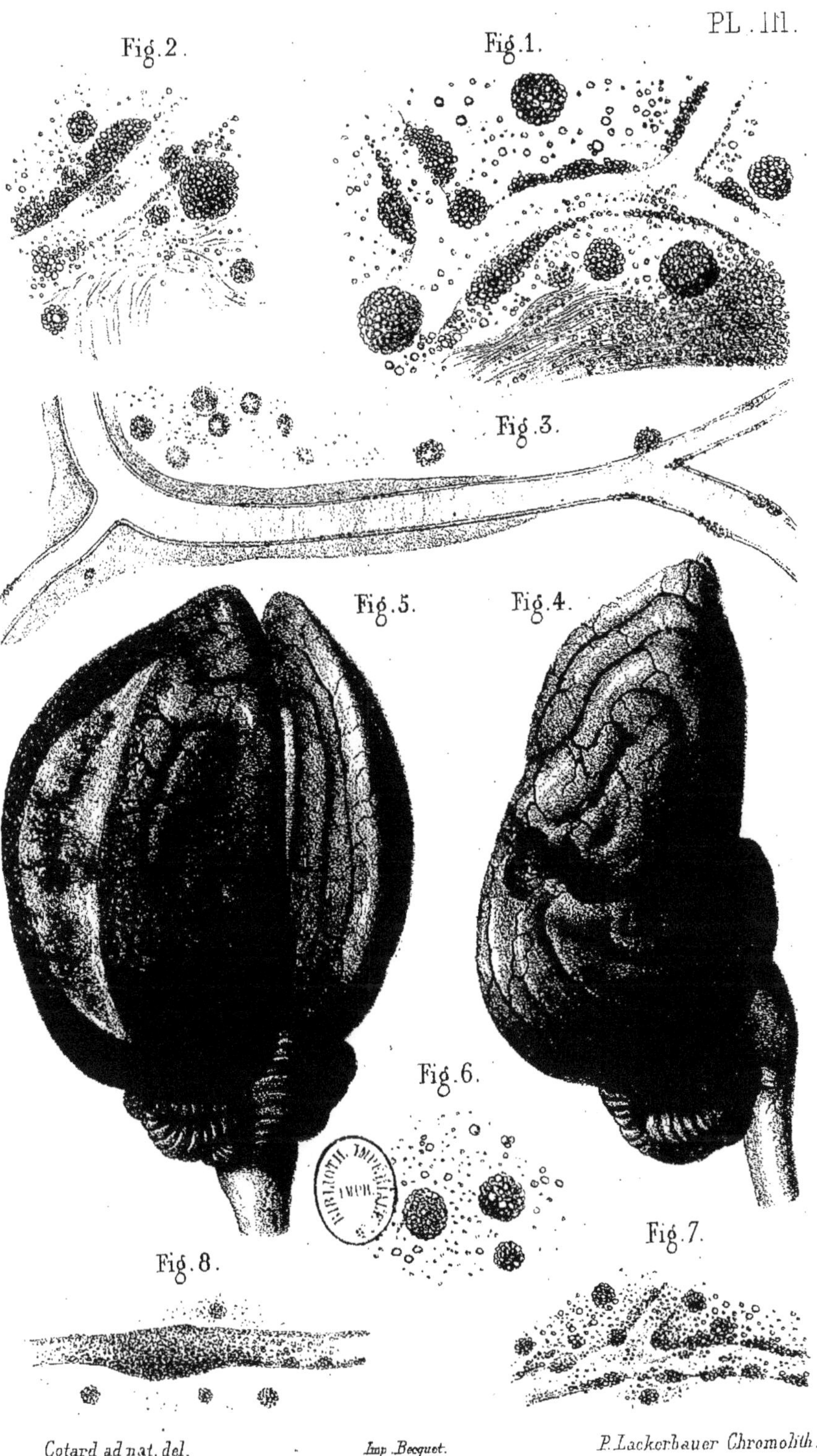



Cotard ad nat. del.

Imp. Becquet.

P. Lackerbauer Chromolith.

# PLANCHE IV.

Fɪɢ. 1. Plaque jaune du cerveau d'un vieillard, figure due à M. le docteur Charcot.
2, 3 et 4. Altérations des capillaires dans un ancien foyer de ramollissement observé chez un vieillard.

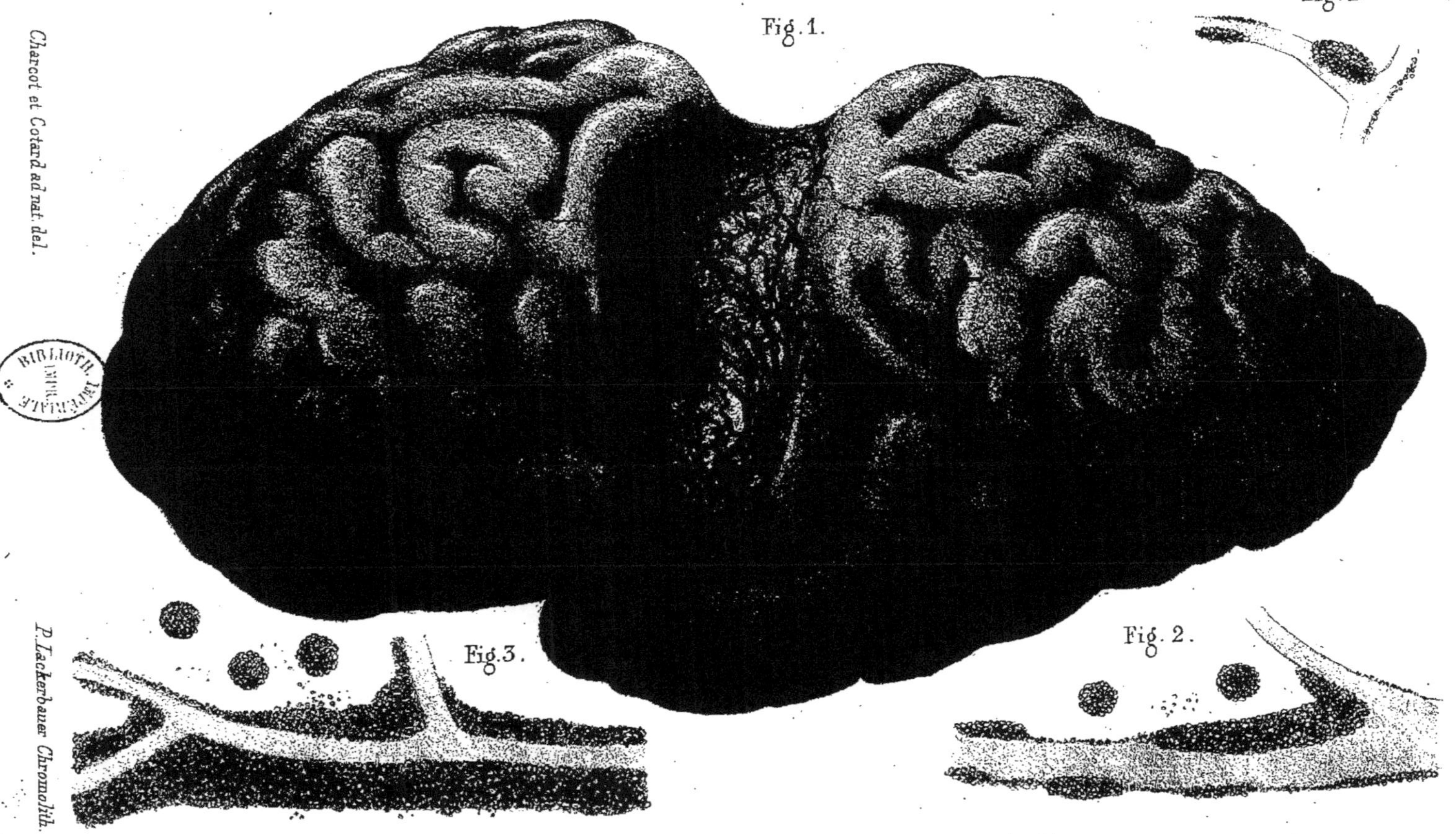



Charcot et Cotard ad nat. del.

P. Lackerbauer Chromolith.

# CATALOGUE DES LIVRES DE FONDS

## DE LA LIBRAIRIE

# ADRIEN DELAHAYE

## ANATOMIE, PHYSIOLOGIE, MÉDECINE
## CHIRURGIE, ETC.



# PARIS

## PLACE DE L'ECOLE-DE-MEDECINE

### Mai 1866.

# AVIS

Indépendamment des ouvrages dont le titre figure dans ce Catalogue, nous nous engageons à fournir, aux conditions les plus avantageuses, tous les livres, de quelque genre qu'ils soient.

---

Nous nous chargeons de faire venir, dans les quinze jours de la commande, tous les ouvrages publiés en Allemagne et en Angleterre.

Nous nous chargeons également de faire les commissions qui nous seront adressées de France et de l'étranger.

---

— ON TROUVE A LA MÊME LIBRAIRIE toutes les Thèses de Doctorat et de Concours, et un grand nombre de Brochures et Mémoires sur les Sciences médicales.

---

*On ne reçoit que les lettres affranchies.*

# CATALOGUE DES LIVRES DE FONDS

## DE LA LIBRAIRIE

# ADRIEN DELAHAYE

### Paris. — Place de l'École de Médecine, 23.

Nota. — Tous les ouvrages portés dans ce Catalogue sont expédiés par la poste, dans les départements et en Algérie, *franco* et sans augmentation sur les prix désignés. — Prière de joindre à la demande des *timbres-poste* ou un *mandat* sur Paris.

---

**Agenda-Formulaire des médecins-praticiens**, publié sous la direction de M. le D' Bossu, paraissant tous les ans, du 1er au 10 décembre. 1 vol. in-18 de 400 pages, broché .................................... 1 fr. 75
Reliures depuis 3 fr. jusqu'à 9 fr.

**Almanach général de médecine et de pharmacie, pour la ville de Paris et le département de la Seine**, publié par l'administration de l'*Union médicale*, paraissant tous les ans, du 1er au 10 décembre, 1 vol. in-18 d'environ 600 pages ...................... 3 fr. 50

**Annuaire général des sciences médicales**; par le D' Cavasse, ancien interne des hôpitaux de Paris, médecin adjoint des prisons de la Seine. 5 vol. (années 1857, 1858, 1859, 1860 et 1852). Prix de la collection ................................................................ 20 fr.

ALLARD, médecin inspecteur des eaux minérales de Royat et de Saint-Mart, professeur suppléant à l'école de médecine de Clermont, etc. — **De la thérapeutique hydro-minérale des maladies constitutionnelles, et en particulier des affections tégumentaires externes.** In-8 de 74 pages. Paris, 1860 ........................ 2 fr.

ALLARD. **Précis sur les eaux thermales chloro-bicarbonatées mixtes ferrugineuses arsenicales de Royat (Puy-de-Dôme), suivi du Guide indicateur.** In-8 de 96 pages. Paris, 1861 ..... 1 fr.

ALLARD. **Du traitement de la phthisie pulmonaire par les eaux d'Auvergne.** In-8 de 36 pages. Paris, 1861 .............. 1 fr. 50

ALLARD et BOUCOMONT. — **Les eaux thermo-minérales d'Auvergne, leur spécialité médicale, leur état actuel et leur avenir.** Grand in-8 de 110 pages. Paris, 1862 ............. 2 fr. 50

ALMAGRO, docteur en médecine, ancien interne des hôpitaux de Paris. — **Étude clinique et anatomo-pathologique sur la persistance du canal artériel.** Mémoire accompagné de 3 planches, dont une coloriée. Paris, 1862 .............................. 3 fr. 50

AUBURTIN, chef de clinique de la Faculté de Médecine de Paris. — **Recherches cliniques sur les maladies du cœur, d'après les leçons de M. le professeur Bouillaud**; précédées de *Considérations de philosophie médicale sur le vitalisme, l'organicisme et la nomenclature médicale*, par le professeur Bouillaud. 1 vol. in-8 de 418 pages. ...... 3 fr. 50

AUBURTIN. **Recherches cliniques sur le rhumatisme articulaire aigu.** 1 vol. in 8. Paris, 1860................... 3 fr. 50

AZÉMA, médecin de l'hôpital civil de Saint-Denis (île de la Réunion). **De l'ulcère de Mozambique**, suivi d'un rapport lu à la Société de chirurgie de Paris, par M. Aug. Cullerier, chirurgien de l'hôpital du Midi. In-8 de 87 pages. Paris, 1863......................................... 2 fr.

BAUCHET, chirurgien des hôpitaux de Paris. **Anatomie pathologique des kystes de l'ovaire et de ses conséquences pour le diagnostic et le traitement de ces affections.** Paris, 1859. In-4 de 162 pages ........................................ 3 fr. 50

BAUCHET. **Des lésions traumatiques de l'encéphale.** Paris, 1860. In-8 de 200 pages............................................ 3 fr.

BAUCHET. **Du panaris et des inflammations de la main.** Paris, 1859. 1 vol in-8, 2e édition, revue et augmentée................ 3 fr. 50

BAUDOT (Edmond), docteur en médecine. **Examen critique de l'incubation appliquée à la thérapeutique.** 1858. Grand in-8. 1 fr. 25

BAUMÈS (P.). **Précis théorique et pratique sur les diathèses.** Paris, 1853. 1 vol. in-8......................................... 2 fr.

BAZIN, médecin de l'hôpital Saint-Louis, etc. **Leçons sur la scrofule,** considérée en elle-même et dans ses rapports avec la syphilis, la dartre et l'arthritis. 1 vol. in-8, 2e édition, revue et considérablement augmentée. Paris, 1861 ......................................... 7 fr. 50

BAZIN. **Leçons théoriques et cliniques sur les affections cutanées parasitaires**, professées à l'hôpital Saint-Louis, rédigées et publiées par Pouquet, interne des hôpitaux, revues et approuvées par le professeur. 2e édition, revue et augmentée. 1 vol. in-8 orné de 5 planches sur acier. 1862................................................. 5 fr.

BAZIN. **Leçons théoriques et cliniques sur les syphilides** considérées en elles-mêmes et dans leurs rapports avec les éruptions dartreuses, scrofuleuses et parasitaires, professées à l'hôpital Saint-Louis par le Dr Bazin, publiées par le Dr Dubuc, ancien interne des hôpitaux, revues et approuvées par le professeur. 2e édition considérablement augmentée. Paris, 1866. 1 vol. in-8 accompagné de 4 magnifiques planches sur acier, figures coloriées. ............................................... 10 fr.
Sepia............................................................. 8 fr.

BAZIN. **Leçons théoriques et cliniques sur les affections cutanées de nature arthritique et dartreuse** considérées en elles-mêmes et dans leurs rapports avec les éruptions scrofuleuses, parasitaires et syphilitiques, professées à l'hôpital Saint-Louis par le docteur Bazin, rédigées et publiées par L. Sergent, interne des hôpitaux, revues et approuvées par le professeur. Paris, 1860. 1 vol. in-8...................... 5 fr.

BAZIN. **Leçons théoriques et cliniques sur les affections cutanées artificielles et sur la lèpre, les diathèses, le purpura, les difformités de la peau,** etc., professées à l'hôpital Saint-Louis par le docteur Bazin, recueillies et publiées par le docteur Guérard, ancien interne de l'hôpital Saint-Louis, revues et approuvées par le professeur. Paris, 1862. 1 vol. in-8................................. 6 fr.

BAZIN. **Leçons sur les affections génériques de la peau,** professées à l'hôpital Saint-Louis par le docteur Bazin, recueillies et publiées par les docteurs Baudot et Guérard, revues et approuvées par le professeur. Paris, 1862 et 1865. 2 vol. in-8........................... 11 fr.
Le tome II se vend séparément..................................... 6 fr.

BECQUEREL (Alfred). **Recherches cliniques sur la méningite des enfants.** In-8 de 128 pages. Paris, 1838.................... 1 fr.

BECQUEREL. **De la métrite folliculeuse ou granuleuse hémor-rhagique ou des fongosités utérines**, d'après les leçons professées à l'hôpital de la Pitié. In-8 de 15 pages. Paris, 1860.......... 50 c.

BECQUEREL. **Histoire d'un cas de morve aiguë chez l'homme**, recueillie dans le service de M. le professeur ANDRAL. Paris. In-8 de 18 pages........................................................ 50 c.

BECQUEREL. **Recherches anatomico-pathologiques sur la cirrhose du foie.** Paris, 1840. In-8 de 60 pages............ 1 fr. 50

BECQUEREL. **Relation d'une épidémie d'affections pseudo-membraneuses et gangréneuses**, qui a régné à l'hôpital des Enfants-Malades de Paris pendant le cours de l'année 1851. Paris, in-8 de 61 pages................................................. 1 fr. 50

BECQUEREL. **De l'empirisme en médecine.** Paris, 1844. 1 vol. in-8 de 82 pages...................................................... 2 fr.

BECQUEREL. **Recherches sur la composition du sang dans l'état de santé et dans l'état de maladie**, par BECQUEREL et RODIER. Paris, 1843. In-8 de 128 pages..................... 2 fr.

BECQUEREL. **Note** relative à quelques analyses du sang, des vomissements et des évacuations alvines, et des urines des cholériques. Paris, 1849. In-8 de 16 pages...................................... 50 c.

BECQUEREL. **Nouvelles recherches d'hématologie**, lues à l'Académie des sciences. Paris, 1852. In-8 de 54 pages.............. 1 fr. 50

BECQUEREL. **Recherches sur les conferves des eaux thermales de Néris.** Paris, 1855. In-8 de 44 pages............. 1 fr.

BECQUEREL et RODIER. **De la composition du sang dans le scorbut.** Paris, 1847. In-8 de 12 pages....................... 50 c.

BECQUEREL. **Recherches sur la nature des lésions élémentaires des reins** dans le groupe d'affections comprises sous le terme générique de *maladie de Bright*. Paris, 1855. In-8 de 31 pages. 1 fr. 25

BECQUEREL. **De l'albuminurie et de la maladie de Bright.** Mémoire présenté à l'Académie impériale de médecine. Paris, 1856. In-8 de 44 pages................................................... 1 fr.

BECQUEREL. **Des applications de l'électricité à la pathologie.** Leçons faites à l'hôpital de la Pitié. Paris, 1856. In-8 de 52 pag. 1 fr. 50

BECQUEREL. **De l'état puerpéral;** résumé d'une série de leçons cliniques faites à l'hôpital de la Pitié. Paris, 1857. In-8 de 43 pag.. 1 fr. 25

BECQUEREL. **Analyse du lait des principaux types de vaches, chèvres, brebis, bufflesses,** présentés au concours agricole universel de 1859. In-8 de 35 pages.................................... 75 c.

BECQUEREL. **Recherches sur les causes de phlegmasies chroniques de l'utérus,** la nature de l'état général morbide qui les accompagne, et le traitement qui leur convient. Paris, 1859. In-8 de 36 p. 75 c.

BECQUEREL. **Cours de pathologie générale,** fait à la Faculté de médecine de Paris. Paris, 1841. In-8 de 26 pages............... 50 c.

BECQUEREL. **Des eaux d'Ems.** Études sur les propriétés physiques, chimiques et thérapeutiques de ces eaux. Paris, 1859. In-8 de 45 p. 1 fr.

BÉRENGER-FÉRAUD, docteur en médecine de la Faculté de Paris, etc. **Des fractures en V** au point de vue de leur gravité et de leur traitement. In-8 de 50 pages. Paris, 1864.................... 1 fr. 50

BERNARD. **Étude sur la fièvre typhoïde,** in-8 de 95 pages. Paris, 1865 ..................................................... 2 fr.

BERGERON (Georges), docteur en médecine, ancien interne des Hôpitaux, lauréat de la Faculté, etc. **Recherches sur la pneumonie des vieillards** (pneumonie lobaire aiguë). In-8 de 80 pages et un tableau. Paris, 1866. . . . . . . . . . . . . . . . . . . . . . . . . . . . . . . . . . . . 2 fr. 50

BERNADET (Ch.), docteur en médecine, ancien interne des hôpitaux de Paris, etc. **Du catarrhe de la vessie chez les femmes réglées.** In-8 de 112 pages. Paris, 1865 . . . . . . . . . . . . . . . . . . . . . . . 2 fr. 25

BERTIN, professeur agrégé à la Faculté de médecine de Montpellier. **De la Ménopause**, considérée principalement au point de vue de l'hygiène. In-8 de 179 pages. Paris, 1866. . . . . . . . . . . . . . . . . . . . . . . . . . . 3 fr.

BERTIN. **Étude pathogénique de la glucosurie**, in-8 de 90 pag. 2 fr.

BOBŒUF, lauréat de l'Institut. **De l'acide phénique, de ses dissolutions aqueuses et du phénol sodique.** De leurs applications à l'hygiène, à la thérapeutique et à l'industrie. In-8 de 68 pages. Paris, 1866. . . . . . . . . . . . . . . . . . . . . . . . . . . . . . . . . . . . . . . . 1 fr. 50

BOIS, docteur en médecine de la Faculté de médecine de Paris, etc. **Thérapeutique de la méthode des injections sous-cutanées.** Paris, 1864. In-8 de 32 pages. . . . . . . . . . . . . . . . . . . . . . . . 1 fr.

BONNIÈRE, docteur en médecine, etc. **Traité complet iconographique et pratique des maladies contagieuses des organes génito-urinaires.** Traitement sans mercure. Ouvrage illustré d'un grand nombre de figures intercalées dans le texte. Paris, 1866. 1 vol. in-8, publié en livraisons à. . . . . . . . . . . . . . . . . . . . . . . . 1 fr. 25

BONNIÈRE. **Essai théorique et pratique sur la blennorrhagie de nature rhumatismale.** In-8° de 48 pages. Paris, 1866. . 1 fr. 50

BOUCHAUD, docteur en médecine, ancien interne de la Maternité de Paris. **De la mort par inanition et études expérimentales sur la nutrition chez le nouveau-né.** In-8 de 128 pages et 4 tableaux. Paris, 1864 . . . . . . . . . . . . . . . . . . . . . . . . . . . . . . 2 fr. 50

BOUGARD, docteur en médecine de la Faculté de Paris, médecin consultant à Bourbonne-les-Bains, etc. **Les eaux salées chaudes de Bourbonne-les-Bains** (eaux chlorurées, sodiques et bromo-iodurées). Paris, 1863. 1 vol. in-12 de 150 pages. . . . . . . . . . . . . . . . . 2 fr.

BOURCART, docteur en médecine de la Faculté de Paris, etc. **De la situation de l'S iliaque chez les nouveau-nés**, dans ses rapports avec l'établissement d'un anus artificiel. Paris, 1863. In-4 de 40 pag. avec figures. . . . . . . . . . . . . . . . . . . . . . . . . . . . . . . . . . . . 4 fr. 50

BOURJEAURD (P.). **De la compression élastique et de son emploi en médecine et en chirurgie.** Gr. in-8. Paris, 1860. 1 fr. 50

BOYER (Jules), ancien chef des travaux anatomiques, etc. **Guérison de la phthisie pulmonaire**, et moyens de prévenir cette maladie à l'aide d'un traitement nouveau. Paris, 1866. In-8 de 112 pages, 6e édit. 1 fr. 50

BRIAU. **Mémoire sur quelques difficultés de diagnostic dans les maladies chroniques des organes pulmonaires.** Paris, 1859. In-8 de 38 pages. . . . . . . . . . . . . . . . . . . . . . . . . . . . . . . . . 1 fr.

BROCA (Paul), professeur agrégé de la Faculté de médecine de Paris, chirurgien des hôpitaux, etc. **Études sur les animaux ressuscitants.** Paris, 1860. In-8 avec figures gravées. . . . . . . . . . . . . . 3 fr.

CABOT, docteur en médecine, ancien interne des hôpitaux de Paris. **De la tarsalgie ou arthralgie tarsienne des adolescents.** In-8 de 92 pages. Paris, 1866. . . . . . . . . . . . . . . . . . . . . . . . . . . . 2 fr.

CAISSO (B.), ancien chef de clinique, etc. **Recherches cliniques et anatomo-pathologiques sur la fièvre typhoïde.** 1 vol. in-8 de 335 pages. Paris, 1864.............................. 5 fr.

CAMPANA, docteur en médecine, ancien interne des hôpitaux de Paris. **Considérations nouvelles sur l'origine de l'hypertrophie et de la dilatation du cœur.** Paris, 1861. In-4 de 78 pages............ 1 fr. 50

CARESME, docteur en médecine, ancien interne des hôpitaux de Paris. **Recherches cliniques relatives à l'influence de la grossesse sur la phthisie pulmonaire.** In-8 de 151 pages. Paris, 1866.............................................................. 3 fr.

CARRE, lauréat de l'Académie impériale de médecine de Paris. **Recherches nouvelles sur l'ataxie locomotrice progressive** (myélophthisie ataxique), considérée surtout au point de vue de l'anatomie et de la physiologie pathologique, 1 vol. grand in-8 de 350 pages, accompagné de trois planches lithographiées. Paris, 1865.................... 6 fr.

CAYRADE, docteur en médecine. **Recherches critiques et expérimentales sur les mouvements réflexes.** 1 vol. in-8 de 185 pages. Paris, 1864...................................................... 3 fr.

CHABRAND, médecin de l'hôpital civil de Briançon, etc. **Du goître et du crétinisme endémiques et de leurs véritables causes,** Paris, 1864. In-8 de 92 pages...................................... 2 fr.

CHANCEREL, docteur en médecine, etc. **Historique de la gymnastique médicale** depuis son origine jusqu'à nos jours. In-8 de 70 pages. Paris, 1864.............................................. 2 fr.

CHARCOT, médecin des hôpitaux de Paris, professeur agrégé, etc. **De la pneumonie chronique.** In-8 de 67 pages et une planche gravée sur acier. Paris, 1860............................................ 2 fr.

CHARCOT. **L'intoxication saturnine exerce-t-elle une influence sur le développement de la goutte ?** Paris, 1863.   50 c.

CHARLE, docteur en médecine, ancien interne des hôpitaux de Paris, etc. **Des ulcérations de la langue dans la coqueluche.** In-8 de 34 pages. Paris, 1864........................................ 1 fr.

CHAUVEAU et MAREY. **Tableau sommaire des appareils et expériences cardiographiques.** Une feuille grand in-plano.   1 fr.

CHÉDEVERGNE, docteur en médecine, ancien interne des hôpitaux de Paris, etc. **De la fièvre typhoïde et de ses manifestations congestives,** inflammatoires et hémorrhagiques vers les principaux appareils de l'économie (cerveau, moelle, poumons, etc.), stéatose du foie. 1 vol. in-8 de 238 pages. Paris, 1834.................... 3 fr. 50.

CHÉDEVERGNE. **Du traitement des plaies chirurgicales et traumatiques** par les pansements à l'alcool (eau-de-vie camphrée). In-8 de 39 pages. Paris, 1864....................................... 1 fr. 25

CHEREAU, docteur en médecine. **Notices sur les anciennes écoles de médecine** *de la rue de la Bucherie,* lettre adressée à M. le Dr Latour. Gr. in-8 de 32 pages avec un plan et une vue. Paris, 1866. . . . 1 fr. 25.

CHEVALIER (Arthur). **L'étudiant micrographe.** Traité théorique et pratique du microscope et des préparations. Ouvrage orné de planches représentant 300 infusoires et de 200 figures dans le texte, 2e édition, augmentée des applications à l'étude de l'anatomie, de la botanique et de l'histologie, par MM. Alphonse de Brebisson, Henri van Heurck et G. Pouchet. 1 vol. in-8 de 563 pages. Paris, 1865.................... 7 fr. 50

CHEVALIER (Arthur). **L'art de l'opticien**, et ses rapports avec la construction et l'application des lunettes. Paris, 1863. In-8 de 28 pages...................................................................... 50 c.

CHRISTOT (Dubuisson), docteur en médecine de la Faculté de Paris, ex-prosecteur de l'Ecole de médecine de Lyon, etc. **Recherches anatomiques et physiologiques sur la moelle des os longs.** In-8 de 160 pages. Paris, 1865............................................. 3 fr.

CLAPARÈDE, docteur en médecine. **Étude sur les bains de mer,** conseils aux baigneurs, in-8. Paris, 1865........................ 1 fr. 50

CLERC, docteur en médecine, ancien interne des hôpitaux de Paris. **Du chancroïde syphilitique.** In-8. Paris, 1854................ 75 c.

COLOMBEL, docteur en médecine, ancien interne des hôpitaux de Paris. **Recherches sur l'arthrite sèche.** Mémoire in-4 de 120 pages. Paris, 1862................................................. 2 fr.

COMMENGE, médecin du bureau de bienfaisance du 4e arrondissement, etc. **Recherches faites à Saint-Lazare sur la vaccination et la revaccination.** Mémoire adressé à l'Académie de médecine, et honoré d'une médaille d'argent. In-8 de 30 pages. Paris, 1862........ 75 c.

CONSTANS, docteur en médecine de la Faculté de Paris, chevalier de la Légion d'honneur, inspecteur général du service des aliénés. **Relation sur une épidémie d'hystéro-démonopathie en 1861.** 2e édition, in-8 de 130 pages. Paris, 1863.............................. 2 fr.

COOPER (Samuel). **Traité élémentaire de pathologie chirurgicale.** 1 vol. in-8.................................................. 1 fr. 50.

CORNARO. **L'art de vivre longtemps et en bonne santé,** traduit de l'italien de L. Cornaro, sur l'édition de 1646, par le Dr J. PATEZON, médecin inspecteur des eaux de Vittel. Paris, 1861. In-8 de 44 pages. 1 fr.

COSTE, docteur en médecine, etc. **Etude clinique sur le cancer de l'œil.** In-8 de 115 pages. Paris, 1866....................... 2 fr. 50

CULLERIER, chirurgien de l'hôpital du Midi, etc. **Des affections blennorrhagiques : Leçons cliniques** professées à l'hôpital du Midi, recueillies et publiées par le Dr ROYET, ancien interne de l'hôpital du Midi, suivies d'un Mémorial thérapeutique, revues et approuvées par le professeur. Paris, 1861. 1 vol. in-8 de 248 pages..................... 4 fr.

DANCEL. docteur en médecine, etc. (physiologie appliquée). **Les formes du corps humain corrigées,** et par suite, les facultés intellectuelles perfectionnées par l'hygiène. In-8 de 115 pages. Paris, 1865..... 4 fr.

DANIS, docteur en médecine de la Faculté de Paris. **Etudes sur la dysentérie** au point de vue de l'étiologie, de la nature et du traitement, suivies de considérations générales sur toute une classe de maladies, les septicémies ou maladies par empoisonnement du sang. In-8 de 104 pages. Valenciennes, 1862............................................. 2 fr.

DANJOY, docteur en médecine, ancien interne des hôpitaux de Paris. **De la phthisie pulmonaire,** dans ses rapports avec les maladies chroniques. In-4 de 61 pages. Paris, 1862..................... 1 fr. 50

DANTON (A.), docteur en médecine, ancien interne des hôpitaux de Paris, etc. **Essai sur les hémorrhagies intra-oculaires.** Grand in-8 de 82 pages. Paris, 1864...................................... 2 fr.

DECLAT, docteur en médecine de la Faculté de Paris, etc. **Nouvelles applications de l'acide phénique en médecine et en chirurgie** aux affections occasionnées par les microphytes, les microzoaires, les virus, les ferments, etc. 1 vol. in-8 de 200 pages. Ouvrage orné de 6 photographies. Paris, 1865........................................... 5 f.

DECORI, docteur en médecine, ancien interne des hôpitaux de Paris, etc. **Relation de l'épidémie de choléra de 1865,** à l'hôpital Saint-Antoine. In-8 de 91 pages. Paris, 1866........................... 2 fr.

DEHOUX, docteur en médecine. **Du mouvement organique et de la synthèse animale.** Paris, 1861. In-8 de 132 pages......... 2 fr. 50

DELEAU, médecin en chef de la Roquette. **Traité pratique sur les applications du perchlorure de fer en médecine.** Paris, 1860. 1 vol. in-8 de 272 pages............................................ 4 fr.

DELERY. **Précis historique de la fièvre jaune,** épidémie de 1849. 1 vol. in-8 de 160 pages. 1859................................... 2 fr. 50

DELSOL, docteur en médecine, ancien interne des hôpitaux de Paris. **Du mal perforant du pied.** In-8 de 67 pages. Paris, 1864..... 1 fr. 50

DEPAUL, professeur de clinique d'accouchements à la Faculté de médecine de Paris, membre de l'Académie impériale de médecine. **Nouvelles recherches sur la véritable origine du virus vaccin.** In-8 de 47 pages. Paris, 1864................................................ 1 fr. 25

DEPAUL. **De l'origine réelle du virus vaccin.** Réponse aux objections qui ont été faites à mes nouvelles recherches sur la véritable origine du virus vaccin. Paris, 1864. In-8 de 43 pages............ 1 fr. 25

DEPAUL. **De l'opération césarienne.** Paris, 1861. In-8 de 50 pages........................................................... 1 fr. 50

DEPAUL. **La syphilis vaccinale** devant l'Académie impériale de méde cine. In-8 de 86 pages. Paris, 1865................................ 2 fr.

DEPAUL. **De l'oblitération complète du col de l'utérus chez la femme enceinte,** et de l'opération qu'elle réclame. In-8 de 47 pages. Paris, 1860........................................................ 1 fr. 25

DESLÉONET, docteur en médecine, etc. **Théorie générale des instruments à vent,** thèse présentée au concours pour l'agrégation (section des sciences physiques). In-8 de 80 pages. Paris, 1863.... 1 fr. 50

DESNOS, médecin du bureau central des hôpitaux de Paris, etc. **De l'état fébrile.** In-8 de 112 pages. Paris, 1866....................... 2 fr.

DESPONTS, docteur en médecine de la Faculté de Paris, etc. **Traitement de l'héméralopie par l'huile de foie de morue à l'intérieur.** In-8 de 63 pages. Paris, 1863................................ 1 fr. 50

DESPRÉS, chirurgien des hôpitaux de Paris. **Traité de l'érysipèle.** 1 vol. in-8 de 224 pages. Paris, 1862........................... 3 fr. 50

DESPRÉS. **De la hernie crurale.** In-8 de 138 pages. Paris, 1863. 3 fr.

DESPRES. **Essai sur le diagnostic des tumeurs du testicule.** In-4 de 83 pages. Paris, 1861............................................ 2 fr.

DEVALZ, médecin consultant aux Eaux-Bonnes. **De l'action des Eaux-Bonnes dans le traitement des affections de la gorge et de la poitrine,** in-8 de 167 pages. Paris, 1865................... 2 fr. 50

DIDAY (de Lyon). **Sur un procédé de vaccination préservatrice de la syphilis constitutionnelle.** In-8, 1849.......... 1 fr. 50

DODEUIL, docteur en médecine, ancien interne des hôpitaux de Paris, etc. **Recherches sur l'altération sénile de la prostate et sur les valvules du col de la vessie.** In-8 de 108 pages. Paris, 1866 ................................................... 2 fr. 50

DOLBEAU, professeur agrégé de la Faculté de médecine de Paris, chirurgien des hôpitaux, etc. **Traité pratique de la pierre dans la vessie.** 1 vol. in-8 de 424 p., avec 14 fig. dans le texte. Paris, 1864. 7 fr.

DOLBEAU. **De l'emphysème traumatique.** 1860. In-8 ........ 2 fr.

DOLBEAU. **De l'épispadias,** ou fissure uréthrale supérieure et de son traitement. Paris, 1861. In-4 de 35 pages et 4 planches représentant douze sujets .............................................................. 5 fr.

DRASCH, docteur en médecine de la Faculté de Vienne. **Maladies du foie et de la rate,** d'après les observations faites dans les pays riverains du bas Danube. 1860. In-8 de 62 pages ............... 1 fr. 50

DUBLANCHET. **Étude clinique sur les plaies du Globe oculaire.** Grand in-8° de 124 pages. Paris, 1866 ............... 3 fr.

DUBREUIL, docteur en médecine, prosecteur de la Faculté de médecine de Paris, etc. **Des indications que présentent les luxations de l'astragale.** Mémoire in-4 de 41 pages et 1 planche. 1864 ........ 2 fr.

DUBUC (Alfred), docteur en médecine, ancien interne lauréat des hôpitaux de Paris, etc. **Des syphilides malignes précoces.** 1 vol. in-8 de 154 pages. Paris, 1864 .............................................. 3 fr.

DUMONT (de Monteux), ancien médecin de la maison centrale du mont Saint-Michel, etc. **Testament médical philosophique et littéraire,** ouvrage destiné non-seulement aux médecins et aux hommes de lettres, mais encore à toutes les personnes éclairées qui souffrent d'une manière occulte, publiée par une commission composée de : MM. Davaine, président; docteurs Blatin, Bourguignon, Cabanellas, Cerise, Foissac, Godin, avocat, baron Larrey, docteur Amédée Latour et docteur Moreau (de Tours). 1 beau vol. in-8 de 636 pages. Paris 1865 ............. 8 fr.

DUMOULIN, médecin-inspecteur des eaux de Salins, etc. **De l'action reconstituante des eaux de Salins.** In-8 de 148 pages. Paris, 1865 ........................................................................ 2 fr. 50

DUMOULIN, **Des conditions pathogéniques de la phthisie au point de vue de son traitement** par les eaux minérales. In-8 de 40 pages. Paris, 1865 .............................................. 1 fr.

DUNCAN (M.) **De l'hématocèle utérine,** traduit de l'anglais et annoté par le docteur VERRIER. In-8 de 23 pages. Paris, 1864 .......... 1 fr. 25

DUPUY, docteur en médecine, ancien interne lauréat des hôpitaux de Paris (médaille d'or), etc. **Essai critique et théorique de philosophie médicale.** Paris, 1864. In-8 de 414 pages ...................... 6 fr.

DURIAU, ancien chef de clinique de la Faculté de médecine de Paris. **Hygiène des bains de mer,** précédée de considérations sur les bains en général. In-8 de 40 pages. Paris, 1865 ...................... 1 fr. 25

DURIAU, **Parallèle du typhus et de la fièvre typhoïde.** 1855. In-8 de 55 pages ............................................. 1 fr. 25

DURIAU, **Étude clinique sur l'apoplexie de la moelle épinière et sur les paralysies des extrémités inférieures.** 1859. Grand in-8 de 24 pages ........................................ 75 c.

DURIAU. **Étude clinique et médico-légale** sur l'empoisonnement par la strychnine. In-8 de 19 pages. Paris, 1862 .......... 50 c.

DURIAU et Maximin LEGRAND. **De la péliose rhumatismale,** ou Érythème noueux rhumatismal. 1858. In-8 .......... 50 c.

ESPIAU DE LAMAESTRE, docteur en médecine de la Faculté de Paris, etc. **De l'organisation du service médical et pharmaceutique** dans les Sociétés de prévoyance et de secours mutuels. Projet de statistique médicale. In-8 de 79 pages. Paris, 1861 .......... 1 fr.

ESSARCO (C.), docteur en médecine de la Faculté de Paris, etc. **Faits et raisonnements établissant la véritable théorie des mouvements et des bruits du cœur.** In-4 de 66 pag. Paris, 1864.  2 fr.

ESTRADÈRE, docteur en médecine de la Faculté de Paris, etc. **Du massage** : son historique, ses manipulations, ses effets physiologiques et thérapeutiques; 1 volume grand in-8 de 168 pages. Paris, 1863......  3 fr. 50

FABRE, docteur en médecine de la Faculté de Paris, ancien interne des hôpitaux. **Des moyens de progrès en thérapeutique.** Paris, 1861. Grand in-8 de 306 pages.....................................  3 fr. 50

FAJOLE (de), médecin de l'Hôtel-Dieu de Saint-Geniez, etc. **La santé des femmes**, manuel d'hygiène et de médecine domestique, spécialement écrit pour les mères de famille et les personnes qui s'occupent de l'éducation des jeunes filles. 1 volume in-12 de 426 pages. Paris 1864...........  3 fr. 50

FANO, professeur agrégé à la Faculté de médecine de Paris, etc. **Traité pratique des maladies des yeux**, contenant des résumés d'anatomie des divers organes de l'appareil de la vision, tome 1er. Ophthalmoscopie. Maladies de l'orbite, des voies lacrymales, des paupières et de la conjonctive. Illustré d'un grand nombre de figures intercalées dans le texte et de 20 dessins en chromolithographie. Paris, 1866. 2 vol. in-8...  17 fr.

FERDUT, docteur en médecine de la Faculté de Paris, etc. **De l'avortement au point de vue médical, obstétrical, médico-légal et théologique.** In-8 de 110 pages. Paris, 1865................  2 fr.

FERRY DE LA BELLONE (de), docteur en médecine de la Faculté de Paris. **Étude médico-légale sur la commotion du cerveau.** In-4 de 91 pages. Paris, 1864........................................  2 fr.

FISCHER, docteur en médecine, ancien interne des hôpitaux de Paris, etc. **Des soins consécutifs à la trachéotomie.** Paris, 1863. In-8 de 40 pages................................................  1 fr. 25

FISCHER. **De l'exophthalmos cachectique**, 1859. In-8 de 48 pages..................................................  1 fr. 25

FISCHER. **Du diabète consécutif aux traumatismes.** In-8 de 48 pages. Paris, 1862..................................  1 fr. 50

FISCHER et BRICHETEAU, anciens internes à l'hôpital des Enfants. **Traitement du croup**, ou angine laryngée diphthéritique. Deuxième édition, revue et augmentée. In-8 de 120 pages. Paris, 1863.....  2 fr. 50

FOLLIN, professeur agrégé, chargé du cours de clinique des maladies des yeux à la Faculté de médecine de Paris, chirurgien de l'hôpital du Midi, etc. **Leçons sur les principales méthodes d'exploration de l'œil malade**, et en particulier sur l'application de l'ophthalmoscope au diagnostic des maladies des yeux, rédigées et publiées par Louis Thomas, interne des hôpitaux, revues et approuvées par le professeur. Paris, 1863. 1 vol. in-8 de 300 pages avec 70 figures dans le texte, et 2 planches en chromolithographie, dessinées par Lackerbauer....................  7 fr.

FORGET, professeur à la Faculté de médecine de Strasbourg, etc. **Mémoire sur la chorionitis**, ou la sclérostinose cutanée. In-8 de 22 pag. Paris, 1847................................................  1 fr.

FORGET, **Doctrine des éléments basée sur les exigences de la pratique.** In-8 de 24 pages. Strasbourg, 1852................  75 c.

FORGET. **Journée de l'étudiant.** In-8 de 20 pages. Strasbourg, 1852.....................................................  75 c.

FORGET, **Examen de l'aphorisme** : *Naturam morborum ostendunt curationes.* In-8 de 24 pages. Paris, 1863......................  50 c.

FORGET. **Fragment d'histoire contemporaine.** In-8 de 16 pages. Strasbourg, 1863 ................................................................ 50 c.

FORGET. **De la péritonite** par perforation de l'appendice iléo-cœcal. Strasbourg, 1853. In-8 de 15 pages ............................... 50 c.

FORGET. **Recherches cliniques sur l'emploi de la teinture de fleur de colchique** dans le rhumatisme articulaire simple ou goutteux et les névralgies. Paris, 1854. In-8 de 23 pages .................. 50 c.

FORGET. **Aperçu clinique sur la phthisie calculeuse primitive (non tuberculeuse).** Paris, 1854. In-8 de 12 pages ..... 50 c.

FORGET. **Examen de l'aphorisme :** *Sublata causa tollitur effectus.* Paris, 1854. In-8 de 31 pages ...................................... 75 c.

FORGET. **De l'utilité des observations météorologiques.** Paris, 1854. In-8 de 19 pages ......................................... 50 c.

FORGET. **De la statistique appliquée à la thérapeutique** Strasbourg, 1854. In-8 de 28 pages ............................ 50 c.

FORGET. **La philosophie médicale devant l'Académie.** Strasbourg, 1855. In-8 de 20 pages .................................... 50 c.

FORGET. **Études cliniques sur les erreurs en médecine.** Paris, 1859. In-8 de 38 pages ...................................... 1 fr. 50

FORGET. **Études cliniques sur les scrofules.** Strasbourg, 1859. In-8 de 23 pages................................................. 50 c.

FORGET. **L'inflammation de la saignée.** Strasbourg, 1860. In-8 de 20 pages.......................................................... 75 c.

FORGET. **Du traitement de l'ophthalmie,** notamment par l'occlusion des paupières. Paris. In-8 de 31 pages ......................... 75 c.

FORGET. **Lettres sur les maladies du cœur.** Strasbourg. In-8 de 16 pages.......................................................... 50 c.

FORGET. **Recherches historiques et cliniques sur l'état du sang dans l'entérite folliculeuse** (fièvre typhoïde). Paris. In-8 de 28 pages .......................................................... 50 c.

FORT, docteur en médecine, ancien interne des hôpitaux de Paris, etc. **Traité élémentaire d'histologie.** Paris, 1863. In 8 de 336 pages........................................................... 5 fr. 50.

FORT. **Anatomie descriptive et dissection,** contenant un précis d'embryologie avec structure microscopique des organes et celle des tissus. 1 fort volume in-12 de 1120 pages, avec 182 figures intercalées dans le texte. Paris, 1866............................... 11 fr. 50

FOUCHER, professeur agrégé à la Faculté de médecine de Paris, chirurgien des hôpitaux, etc. **Traité du diagnostic des maladies chirurgicales.** Tome 1er, première partie. Paris, 1866. In-8 de 404 pages, avec figures intercalées dans le texte............................. 6 fr.

FOUCHER. **Sur les corps étrangers introduits dans l'urèthre et dans la vessie.** In-8, figures, 20 pages.................... 50 c.

FOURCY (Eugène de), ingénieur en chef du corps des mines. **Vade-mecum des herborisations parisiennes,** conduisant par la méthode dichotomique aux noms d'ordre, de genre et d'espèce de toutes les plantes spontanées ou cultivées en grand dans un rayon de 30 lieues autour de Paris. 2e édition. Paris, 1866. 1 vol. in-18 de 277 pages........ 4 fr. 50

FOURNIÉ (Edouard), docteur en médecine. **Physiologie de la voix et de la parole.** 1 volume in-8 de 816 pages, avec figures dans le texte. Paris, 1866...................................................................... 10 fr.

FOURNIÉ (Édouard). **De la pénétration des corps pulvérulents gazeux, solides et liquides, dans les voies respiratoires,** au point de vue de l'hygiène et de la thérapeutique. In-8 de 75 pages. Paris, 1862...................................................................... 2 fr.

FOURNIÉ (Édouard). **Etude pratique sur le laryngoscope et sur l'application des remèdes topiques dans les voies respiratoires.** In-8 de 106 pages, avec fig. dans le texte. Paris, 1863... 2 fr. 50

FOURNIER (Alfred), professeur agrégé à la Faculté de médecine de Paris, médecin des hôpitaux. **De l'urémie.** In-8 de 148 p. Paris, 1863. 2 fr. 50

FOURNIER (Alfred). **Recherches sur l'incubation de la syphilis.** In-8 de 48 pages. Paris, 1865................................. 1 fr. 50

FOURNIER (Alfred). **Recherches sur la contagion du chancre.** Paris, 1857. In-8 de 110 pages................................. 2 fr.

FOURNIER (Alfred). **Étude sur le chancre céphalique.** 1858. Broch. in-8...................................................................... 1 fr. 25

FOVILLE (A.). **Déformation du crâne résultant de la méthode la plus générale de couvrir la tête des enfants.** Paris, 1834. 1 volume in-8, avec 12 gravures................................. 2 fr.

FRITZ, docteur en médecine, ancien interne lauréat des hôpitaux de Paris, etc. **Étude clinique sur divers symptômes spinaux observés dans la fièvre typhoïde.** 1 vol. in-8 de 186 pages. Paris, 1864.. 3 fr.

FUSTER (J.), professeur de clinique médicale à la Faculté de Montpellier, etc. **Monographie clinique de l'affection catarrhale.** 2e édition. Paris, 1865, 1 volume in-8 de 616 pages................. 7 fr.

GARROD. **Traité de la goutte et du rhumatisme goutteux,** précédé d'une introduction et accompagné de notes par M. CHARCOT, professeur agrégé à la Faculté de médecine de Paris, médecin de la Salpêtrière, etc. Ouvrage traduit par M. Ollivier, sous-bibliothécaire à la Faculté de médecine de Paris. 1 volume in-8 accompagné de figures dans texte et de planches coloriées. Paris, 1866.

GAULEJAC, docteur en médecine, ancien interne des hôpitaux de Paris, etc. **Du pansement des plaies par l'alcool.** In-8 de 80 pages. Paris, 1864...................................................................... 2 fr.

GAUTIER, docteur en médecine. **Des matières albuminoïdes.** In-8 de 88 pages. Paris, 1865................................. 1 fr. 50

GAYRAUD, docteur en médecine, etc. **Étude sur le prolapsus hypertrophique de la langue.** In-8 de 133 pages, avec 1 planche. Paris, 1866...................................................................... 3 fr. 50

GAYRAUD. **Des perfectionnements récents de la synthèse chirurgicale.** 1 vol. in-8 de 147 pages. Montpellier et Paris, 1866. 3 fr. 50

GENDRIN. **Mémoire sur le diagnostic des anévrysmes des grosses artères.** In-8 de 70 pages................................. 1 fr.

GENDRIN. **De l'influence des âges dans les maladies.** In-8 de 108 pages. ................................................................. 2 fr.

GERME, docteur en médecine de la Faculté de Paris, ex-prosecteur et lauréat de l'École de médecine d'Arras, etc. **Qu'est-ce que l'albumi-nurie?** ou de son analogie avec les sécrétions séreuses, séro-plastiques et les hémorrhagies qui se font soit à la surface, soit dans l'épaisseur. In-8 de 160 pages. Paris, 1864 ............................................... 3 fr.

GIMBERT, docteur en médecine de la Faculté de Paris. **Mémoire sur la structure et la texture des artères.** In-8 de 68 pages, avec 3 planches. Paris, 1866 .................................................. 3 fr.

GODARD (E.). **Recherches sur les monorchides et les cryptor-chides chez l'homme.** Paris, 1856. In-8 .................................. 4 fr.

GOSSE, docteur en médecine de la Faculté de Paris, etc. **Des taches au point de vue médico-légal.** In-8 de 96 p., avec 3 pl. 1863 ..... 3 fr.

GOSSELIN, professeur de pathologie chirurgicale à la Faculté de méde-cine de Paris, chirurgien de l'hôpital de la Pitié, etc. **Leçons sur les hernies,** professées à la Faculté de médecine de Paris, recueillies et pu-bliées par le docteur LÉON LABBÉ, professeur agrégé, chirurgien du bureau central. 1 vol. in-8 de 500 pages, avec fig. dans le texte. Paris, 1864. 7 fr.

GOSSELIN. **Leçons sur les hémorrhoïdes.** 1 vol. in-8. Paris, 1866. 3 fr.

GOUGUENHEIN, ancien interne des hôpitaux de Paris, etc. **Des tumeurs anévrysmales des artères du cerveau.** In-8° de 124 pages. Paris, 1866 ........................................................ 2 fr. 50

GRAVES. **Leçons de clinique médicale,** précédées d'une introduction de M. le professeur TROUSSEAU, ouvrage traduit et annoté par le docteur JACCOUD, professeur agrégé à la Faculté de médecine de Paris, médecin des hôpitaux. Deuxième édition, revue et corrigée. Paris, 1863. 2 forts vol. in-8 ........................................................... 20 fr.

Nous extrayons de la préface de M. le professeur Trousseau les lignes suivantes :

« Depuis bien des années, je parle de Graves dans mes leçons cliniques ; j'en recommande la lecture ; je prie les élèves qui savent l'anglais de considérer cet ouvrage comme leur bréviaire ; je dis et je répète que, de toutes les œuvres pratiques publiées dans notre siècle, je n'en connais pas de plus utile, de plus intelligente, et j'ai toujours regretté que les leçons cliniques du grand praticien de Dublin n'eussent pas été traduites dans notre langue.

« Professeur de clinique de la Faculté de Médecine de Paris, j'ai sans cesse lu et relu l'œuvre de Graves ; je m'en suis inspiré dans mon enseignement ; j'ai essayé de l'imiter dans le livre que j'ai publié moi-même sur la clinique de l'Hôtel-Dieu ; et encore aujourd'hui, bien que je sache pres-que par cœur tout ce qu'a écrit le professeur de Dublin, je ne puis m'empêcher de relire con-stamment un livre qui ne quitte jamais mon bureau.

GRIESINGER, professeur de clinique médicale et de pathologie mentale à l'Université de Zurich. **Des maladies mentales et de leur traite-ment,** précédé d'une classification des maladies mentales, d'une étude sur la paralysie générale, et accompagné de notes intercurrentes, par M. le docteur Baillarger, médecin de la Salpêtrière, membre de l'Aca-démie de médecine, ouvrage traduit par le docteur Doumic, médecin de la maison centrale de Poissy, etc. 1 fort vol. in-8. Paris, 1864 ..... 9 fr.

GROS (Léon), ancien médecin en chef de l'hôpital de Sainte-Marie-aux-Mines, et LANCEREAUX, interne des hôpitaux de Paris. **Des affec-tions nerveuses syphilitiques.** Paris, 1861. 1 vol. in-8 ..... 7 fr.

Ouvrage couronné par l'Académie impériale de médecine.

GUBLER, professeur agrégé à la Faculté de médecine de Paris, médecin de l'hôpital Beaujon, etc. **Des épistaxis utérines simulant les règles** au début des pyrexies et des phlegmasies. Paris, 1863. In-8 de 49 pages ...................................................... 1 fr. 50

GUBLER. De la paralysie amyotrophique consécutive aux maladies aiguës. Paris, 1861. In-8 de 56 pages............... 1 fr. 50

GUENEAU DE MUSSY (Noël), médecin de l'hôpital de la Pitié, professeur agrégé à la Faculté de médecine de Paris, etc. Causes et traitement de la tuberculisation pulmonaire; leçons professées à l'Hôtel-Dieu en 1859, recueillies et publiées par le docteur WIELAND, ancien interne des hôpitaux de Paris, revues par le professeur. Paris, 1860. In-8... 3 fr.

— Deux leçons de pathologie générale. Paris, 1863. In-8 de 38 pages................................................... 1 fr.

GUÉNIOT, docteur en médecine, chef de clinique de la Faculté de Paris. Des vomissements incoercibles pendant la grossesse. In-8 de 127 pages. Paris, 1863................................... 2 fr. 50

GUÉPIN, docteur en médecine, ancien chef de clinique de M. le docteur Desmarres. Des kystes de l'iris. In-4 de 40 pages et 2 figures. Paris, 1860................................................... 1 fr. 50

GUÉRIN (Alphonse), chirurgien de l'hôpital de Saint-Louis, etc. Leçons cliniques sur les maladies des organes génitaux externes de la femme. Leçons professées à l'hôpital de Lourcine. 1 vol. in-8 de 530 pages. Paris, 1864............................................ 7 fr.

GUIBERT. Histoire naturelle et médicale des nouveaux médicaments introduits dans la thérapeutique depuis 1830 jusqu'à nos jours, 2e édition, revue et augmentée, 1 vol. in-8 de 700 pages. Bruxelles, 1865..................................... 10 fr.

GUILBERT (Alphonse), docteur en médecine de la Faculté de Paris. De la phthisie pulmonaire dans ses rapports avec l'altitude et avec les races au Pérou et en Bolivie; du soroche ou mal des montagnes. Grand in-8 de 80 pages. Paris, 1862................................... 2 fr. 50

GUYOMAR, docteur en médecine de la Faculté de Paris, etc. Recherches physiologiques et philosophiques sur le magnétisme, le somnambulisme et le spiritisme. In-8 de 40 pages. Paris, 1865...... 1 fr. 25

GUYON (F.), professeur agrégé à la Faculté de médecine de Paris, chirurgien des hôpitaux, etc. Des vices de conformation de l'urèthre chez l'homme, des moyens d'y remédier. 1 vol. grand in-8 de 174 pages, orné de 4 planches. Paris, 1863.................... 3 fr. 50

GUYON (F.). Des tumeurs fibreuses de l'utérus. 1860. In-8 de 139 pages et 1 planche................................... 2 fr. 50

HALLE, docteur en médecine. Des phlegmons périnéphrétiques. 1 vol. in-8 de 152 pages. Paris, 1863...................... 2 fr. 50

HARDY, professeur agrégé, chargé du cours de clinique des maladies de la peau à la Faculté de médecine de Paris, médecin de l'hôpital Saint-Louis, etc. Leçons sur les maladies de la peau, rédigées et publiées par MM. les docteurs MOYSANT, GARNIER et LEFEUVRE, 3 vol. in-8 réunis en 1 vol. cartonné à l'anglaise. Paris, 1860 à 1864........ 12 fr. 50

*[On vend séparément :*

HARDY. Leçons sur la scrofule et les scrofulides, sur la syphilis et les syphilides, rédigées et publiées par le docteur Jules LEFEUVRE, revues par le professeur. 1 vol. in-8. Paris, 1864.... 4 fr.

HARDY (Charles), docteur en médecine, ancien interne des hôpitaux de Paris, etc. **Mémoire sur les abcès blennorrhagiques.** Paris, 1864. In-8 de 52 pages et 3 planches........................... 2 fr.

HAUGTON (Samuel). **Esquisse d'une théorie nouvelle de l'action musculaire**; ouvrage traduit par le docteur VERRIER. In-8 de 19 pages. Paris, 1864............................................. 1 fr.

HENNEQUIN, docteur en médecine, ancien interne des hôpitaux de Paris. **Du fongus bénin du testicule et de ses rapports avec la hernie du même organe.** In-8 de 66 pages. Paris, 1865....... 2 fr.

HENROT, docteur en médecine, ancien interne des hôpitaux de Paris, etc. **Des pseudo-étranglements que l'on peut rapporter à la paralysie de l'intestin.** In-8 de 115 pages. Paris, 1865.. 2 fr. 50

HICGUET, docteur en médecine. **De la méthode substitutive, ou de la cautérisation appliquée au traitement de l'uréthrite aiguë et chronique.** Paris, 1862, 1 vol. in-8.............. 3 fr. 50

**Histoire d'un atome de carbone,** depuis l'origine des temps jusqu'à ce jour. 1 vol. in-12 de 102 pages. Paris, 1864................. 1 fr. 25

HORION, docteur en médecine, ancien chef de clinique à l'Université de Liége. **Des rétentions d'urine, ou Pathologie spéciale des organes urinaires** au point de vue de la rétention. Paris, 1863, 1 vol. in-8 ............................................................. 6 fr.

HOUDART (M.-S.). **Examen critique de la vie d'Hippocrate.** Paris, 1851. 1 vol. in-8......................................... 1 fr. 50

IMBERT-GOURBEYRE, professeur de matière médicale à l'Ecole de médecine de Clermont-Ferrand, etc. **Étude sur quelques symptômes de l'arsenic et les eaux minérales arsenifères** (pour servir en outre de démonstration aux doses infinitésimales). Grand in-8 de 108 pages, Paris, 1863................................................. 2 fr.

IZARD. **Choléra, prophylaxie, symptômes;** traitement mis à la portée de tout le monde. In-12. Paris, 1865................... 50 c.

JACCOUD, professeur agrégé à la Faculté de médecine de Paris, médecin du Bureau central, etc. **Études de pathogénie et de sémiotique, les paraplégies et l'ataxie du mouvement,** etc. 1 fort vol. in-8. Paris, 1864.............................................. 9 fr.

JACCOUD. **De l'organisation des Facultés de médecine en Allemagne.** Rapport présenté à Son Excellence le ministre de l'instruction publique le 6 octobre 1863. 1 vol. in-8 de 175 pages. Paris, 1864 ............................................... 3 fr. 50

JAMAIN (M.-A.). **Des plaies du cœur** In-8. Paris, 1857....... 2 fr.

JAUMES, docteur en médecine, etc. **Du glaucome.** 1 vol. in-8 de 264 pages. Montpellier et Paris, 1865........................... 4 fr

JAUMES. **Pathologie et thérapeutique de l'affection calculeuse, considérées dans leurs rapports avec les différents âges de la vie.** 1 vol. in-8 de 148 pages. Montpellier et Paris, 1866. 3 fr. 50

JOBERT. **Entretien sur le mal de mer,** et de l'appréciation des divers moyens de traitement proposés contre cette affection. Brochure in-18 de 22 pages. Paris, 1862...................................... 50 c.

JODIN, médecin du 9e bureau de bienfaisance de Paris. **De la nature et du traitement du croup et des angines couenneuses,** étude clinique et microscopique, etc. Paris, 1859. In-8 de 39 pages.... 1 fr. 25

JOLICLERE, docteur en médecine. **De l'adénite syphilitique, du diagnostic et du traitement.** Brochure in-18, avec une planche coloriée. Paris, 1862........................................ 1 fr. 50

JONES (W. H.), docteur en médecine de la Faculté de Paris, etc. **Quelques considérations pratiques sur les cas de rétrécissement du bassin,** observés à la Clinique d'accouchements de Paris en 1857, 1858 et 1859. Paris, 1864. Gr. in-8 de 68 pages.......... 1 fr. 50

JORDAO, docteur en médecine. **Considérations sur un cas de diabète.** 1857. In-4 de 86 pages et 2 planches.................. 1 fr. 50.

JOURDANET, docteur en médecine des Facultés de Paris et de Mexico. **Du Mexique au point de vue de son influence sur la vie de l'homme.** 1 vol. in-8 de 400 pages. Paris, 1861................ 4 fr.

JULLIARD, docteur en médecine, ancien interne des hôpitaux de Paris **Des ulcérations de la bouche et du pharynx dans la phthisie pulmonaire.** In-8 de 76 pages avec 2 planches. Paris, 1865.............................................................. 3 fr.

KUBORN, professeur d'hygiène industrielle et ‡professionnelle à l'école industrielle de Seraing, etc. **Etude sur les maladies particulières aux ouvriers mineurs employés aux exploitations houillères en Belgique.** Paris, 1863. 1 vol. gr. in-8 de 300 pages..... 6 fr.

LABALBARY, docteur en médecine de la ‖Faculté de Paris. **Des kystes de l'ovaire, ou de l'hydrovarie et de l'ovariotomie,** d'après la méthode anglaise du docteur Baker Brown, chirurgien en chef de London Surgical Home, etc. In-8 de 82 pages. Paris, 1862............ 2 fr.

LABBÉ (Léon), professeur agrégé à la Faculté de médecine de Paris, chirurgien des hôpitaux, etc. **De la coxalgie.** In-8 de 140 pages, avec 3 planches. Paris, 1863..................................... 2 fr. 50

LABORDE, ancien interne des hôpitaux de Paris, lauréat de la Faculté. **De la paralysie** (dite essentielle) **de l'enfance,** des déformations qui en sont la suite et des moyens d'y remédier. 1 vol. in-8 de 276 pages, accompagné de 2 planches dont une coloriée. Paris, 1864........... 5 fr.

LABORDE. **Le ramollissement et la congestion du cerveau principalement considérés chez le vieillard.** Etude clinique et pathogénique. 1 vol. in-8 de 420 pages, avec planche coloriée contenant 6 figures. Paris, 1866 ..................................... 6 fr.

LACROUSILLE (DE), docteur en médecine, ancien interne des hôpitaux de Paris, etc. **De la péricardite hémorrhagique.** 1 vol. in-8 de 196 pages. Paris, 1865..................................... 3 fr. 50

LABORDETTE (DE), docteur en médecine, chirurgien de l'hôpital civil de Lisieux. **Note sur le spéculum laryngien.** In-8 de 24 pages. Paris, 1866............................................... 75 c.

LALLEMENT (P.), docteur en médecine, ancien interne lauréat des hôpitaux de Paris, etc. **De l'élément nerveux dans le croup.** In-4 de 104 pages. Paris, 1864..................................... 2 fr. 50

LANCEREAUX, docteur en médecine, ancien interne des hôpitaux de Paris. **De la thrombose et de l'embolie cérébrale** considérées principalement dans leurs rapports avec le ramollissement du cerveau. Mémoire in-4 de 138 pages et tableaux. Paris, 1862 .................... 3 fr. 50

LANCEREAUX. **Des hémorrhagies méningées** considérées principalement dans leurs rapports avec les membranes de la dure-mère crânienne. In-8 de 74 pages. Paris, 1862 ..................... 2 fr.

LANCEREAUX. **Mémoire d'anatomie pathologique** sur les questions suivantes : 1° l'endocardite ulcéreuse; 2° l'infection par produits septiques internes ; 3° l'altération des nerfs et des muscles dans la paralysie saturnine. Gr. in-8 de 84 pages. Paris, 1863 .................... 2 fr. 50

LANCEREAUX. **Rapport** à la Société anatomique sur un cas d'embolie pulmonaire suivi de mort subite. — **Des cicatrices du foie dans le diagnostic anatomique de la syphilis viscérale.** Paris, 1862. In-8 de 72 pages ..................................................... 1 fr.

LANCEREAUX. **Étude sur la dégénérescence graisseuse** des éléments actifs du foie, des reins et des muscles de la vie animale, dans l'empoisonnement par le phosphore. Paris, 1863. In-8 de 16 pages... 75 c.

LANCEREAUX. **De l'amaurose liée à la dégénération des nerfs optiques** dans le cas d'altération des hémisphères cérébraux. In-8 de 42 pages. Paris, 1864 .................................... 1 fr. 25

LANGLEBERT (Edm.). **Nouvelle doctrine syphilographique. — Du chancre** produit par la contagion des accidents secondaires de la syphilis, suivi d'une nouvelle étude sur les moyens préservatifs des maladies vénériennes. 2° édition, revue et augmentée du rapport de M. CULLERIER à la Société de chirurgie. In-8. Paris, 1862 ............. 2 fr. 50

LANGLEBERT (Edm.). **Unicisme et dualisme chancreux.** In-8 de 32 pages. Paris, 1864 ................................................. 75 c.

LARREY (baron H.) **Compte rendu du service de clinique chirurgicale pendant l'année** 1856, publié par le docteur GAUJOT. Strasbourg, 1860. In-8 ...................................... 2 fr.

LARROQUE (baron de), médecin par quartier de l'Empereur, etc. **Hydrologie médicale.** Salies de Béarn et ses eaux chlorurées sodiques (bromo-iodurées). Paris, 1864. Gr. in-8 de 76 pages............ 2 fr. 50

LARROQUE. **Étude théorique et clinique des eaux minérales** (chloro-bromo-iodurées) **de Salies de Béarn**, précédée de documents historiques, topographiques, géologiques et chimiques. In-8 de 144 pages. Paris, 1865 ............................................... 3 fr.

LAUGIER, professeur de la Faculté de médecine de Paris, etc. **Des varices et de leur traitement.** In-8 de 119 p. Paris, 1842.. 1 fr. 50

LE FORT, professeur agrégé à la Faculté de médecine de Paris, chirurgien des hôpitaux, etc. **Des vices de conformation de l'utérus et du vagin.** 1 vol. in-8 de 107 pages, avec 1 planche. Paris, 1863.... 3 fr. 50

LEFORT (C.), disciple d'Auguste Comte. **La méthode de la science moderne est-elle réellement positive et définitive?** Introduction à la construction du dogme positiviste par la découverte de l'origine organique de l'intelligence. In-8 de 92 pages. Paris, 1864...... 2 fr.

LEFORT (C.). **Découverte de l'origine organique de l'intelligence** et constitution par cette découverte d'un nouveau dogme scientifique, 2° fascicule. In-8 de 100 pages. Paris, 1864................. 2 fr.

LEGROUX, médecin de l'Hôtel-Dieu, etc. **Des polypes artériels.** (Concrétions sanguines.) Paris, 1860. In-8 ............................. 1 fr. 50

LEGROUX. **Des polypes veineux,** ou de la coagulation du sang dans les veines, et des oblitérations spontanées de ces vaisseaux. Paris, 1860. In-8 ................................................................. 1 fr.

LEMATTRE, docteur en médecine, ancien interne lauréat des hôpitaux de Paris. **Du mode d'action physiologique des alcaloïdes.** In-8 de 27 pages. Paris, 1865 ............................................. 1 fr.

LEMAIRE (J.). **Du coaltar saponiné,** désinfectant énergique, arrêtant les fermentations ; de ses applications à l'hygiène, à la thérapeutique et à l'histoire naturelle. Gr. in-8. Paris, 1860 .......................... 2 fr.

LESTAGE. **Dissertation sur quelques maladies.** In-8 de 54 pages. Paris, 1865 .................................................... 1 fr. 25

LETENNEUR, professeur à l'École de médecine de Nantes. **De l'opération césarienne après la mort.** Nantes, 1861. In-8 de 59 p. 1 fr. 50

LEVEN. **Parallèle entre l'idiotie et le crétinisme.** Paris, 1861. In-8 de 42 pages ............................................... 1 fr. 25

LEVEN. **Nouvelles recherches sur la physiologie et la pathologie du cervelet.** In-8 de 26 pages. Paris, 1865 ............. 1 fr. 25

LIÉGEOIS, professeur agrégé à la Faculté de médecine de Paris. **Anatomie et physiologie des glandes vasculaires sanguines.** Paris, 1860. Gr. in-8 avec 2 planches ....................... 3 fr. 50

LIETARD. **Études cliniques sur les eaux de Plombières.** Paris, 1860. In-8 de 104 pages .................................... 3 fr.

LINÉ, docteur en médecine, ancien interne des hôpitaux de Paris. **Études sur la narcéine et son emploi thérapeutique.** In-8 de 69 pages. Paris, 1865 ..................................... 1 fr. 50

LUTZ, professeur à l'École de pharmacie, pharmacien en chef de l'hôpital Saint-Louis. **Du rôle de l'eau dans les phénomènes chimiques.** 1860. In-8 de 70 pages .............................. 2 fr.

MALGAIGNE. **Mémoire sur la détermination des diverses espèces de luxations de la rotule,** leurs signes et leur traitement. Paris, in-8 de 72 pages ........................................... 2 fr.

MALGAIGNE. **Leçons d'orthopédie,** professées à la Faculté de médecine de Paris, recueillies par MM. GUYON et PANAS, prosecteurs de la Faculté de médecine de Paris, revues et approuvées par le professeur. 1 vol. in-8 accompagné de 5 pl. dessinées par M. Léveillé. Paris, 1862. 6 fr. 50

> Cet ouvrage renferme les chapitres suivants : Déviation des doigts par paralysie. — Déviation des doigts par rétraction musculaire. — Déviation des doigts par brûlure. — Déviation du poignet — Des roideurs articulaires du coude. — Traitement des roideurs articulaires de l'épaule — Déviation des orteils par brides fibreuses, brûlures. — Pieds cambrés. — Du pied bot. — Roideur articulaire du pied. — Déviation des genoux. — Des genoux cagneux. — De l'ankylose complète des genoux. — Roideur articulaire simple des genoux. — Des luxations pathologiques des genoux. — Déviation de la hanche, suite de coxalgie. — Luxations congénitales de la hanche. — Déviation du cou et de la tête. — Torticolis. — Déviation de la taille, etc.

MALGAIGNE. **Études statistiques sur les luxations.** Paris, 1841. In-8 de 32 pages .............................................. 1 fr.

MALGAIGNE. **Étude sur l'anatomie et la physiologie d'Homère.** Paris, 1842. In-8 de 30 pages ............................... 1 fr.

**MALGAIGNE. Recherches sur les fractures des cartilages intercostaux** et sur leur traitement. Paris, 1841. In-8 de 12 p.. 50 c.

**MALGAIGNE. Mémoire sur la valeur réelle de l'orthopédie,** et spécialement sur la myotomie rachidienne dans le traitement des déviations latérales de l'épine. Paris, 1845. In-8 de 30 pages............ 1 fr.

MARCHAND, docteur en médecine de la Faculté de Paris. **Du croton tiglium,** recherches botaniques et thérapeutiques. Paris, 1861. In-4 de 94 pages et 2 planches........................................ 3 fr. 50

MARCOWITZ (A.), docteur en médecine, ancien interne des hôpitaux de Paris, etc. **Etude sur les différentes espèces d'épanchements pleurétiques et sur leur traitement médical et chirurgical.** In-4 de 103 pages. Paris, 1864........................ 2 fr.

MAREY, docteur en médecine, lauréat de l'Institut et de la Faculté de médecine de Paris, etc. **Physiologie médicale de la circulation du sang** : étude graphique des mouvements du cœur et du pouls artériel; application aux maladies de l'appareil circulatoire. 1 vol. in-8, avec 235 figures intercalées dans le texte. Paris, 1863................ 10 fr.
Ouvrage couronné par l'Académie des sciences.

MARTIN (Ferdinand), chirurgien-orthopédiste des maisons d'éducation de la Légion d'honneur, etc., et COLLINEAU, docteur en médecine de la Faculté de médecine de Paris, etc. **Traité de la coxalgie, de sa nature et de son traitement.** 1 vol. in-8 de 500 pages, accompagné de planches. Paris, 1865....................................... 7 fr.
Ouvrage couronné par l'Académie des sciences.

MARTINEAU, docteur en médecine, ancien interne lauréat des hôpitaux de Paris (Médaille d'or). **Des endocardites.** 1 vol. in-8 de 160 pages et 1 planche. Paris, 1866....................................... 3 fr. 50

MASSE, docteur en médecine, etc. **De la cicatrisation dans les différents tissus.** In-4 de 76 pages et 1 planche coloriée. Montpellier et Paris, 1866...................................... 3 fr. 50

MASSOL (A.), docteur en médecine de la Faculté de Paris, etc. **Nouvelle méthode de traitement à suivre après l'opération de la cataracte.** In-8 de 16 pages. Paris, 1864.................... 75 c.

MATTEI. **Des ruptures dans le travail de l'accouchement et de leur traitement.** Paris, 1860. In-8 de 92 pages.......... 2 fr. 50

MATTEI. **Clinique obstétricale,** ou Recueil d'observations et statistiques. Paris, 1862 et 1863. 4 vol. in-8...................... 16 fr.

MÉNÉCIER, docteur en médecine, etc. **Notice sur la rage,** avec un projet nouveau de police sanitaire sur la rage canine. In-8 de 59 pages. Paris, 1864........................................ 1 fr. 50

MERCIER, docteur en médecine de la Faculté de Paris, etc. **La fièvre jaune,** sa manière d'être à l'égard des étrangers à la Nouvelle-Orléans et dans les campagnes; quelques mots sur son passé et son avenir en Europe. 1860. Brochure in-8.................................. 75 c.

METTAIS, docteur en médecine de la Faculté de Paris, etc. **Des associations et des corporations en France.** Nouvelle édition, augmentée d'un appendice sur les associations médicales. 1 vol. in-8 de 198 pages. Paris, 1863....................................... 2 fr.

MILLET, docteur en médecine, ancien Interne des hôpitaux de Paris, **Étude statistique sur la maladie syphilitique, le chancre simple et la blennorrhagie.** 1 vol. in-8 de 76 pages. Paris, 1866. . . 2 fr.

MOILIN, docteur en médecine, ancien interne des hôpitaux de Paris. **Leçons de médecine physiologique.** 1 vol. in-8 de 296 pages. Paris, 1866 ...................................................... 3 fr. 50

MOITESSIER, professeur agrégé à la Faculté de médecine de Montpellier. **De l'urine.** Thèse de concours pour l'agrégation. 1856. In-4...... 2 fr.

MOITESSIER. **Etudes chimiques des eaux minérales de Lamalou** (Hérault). Montpellier, 1861. In-8 de 130 pages et 2 pl... 3 fr. 50

MORAX, docteur en médecine, ancien interne des hôpitaux de Paris. **Des affections couenneuses du larynx.** In-8 de 156 pages. Paris, 1864. ..................................................... 2 fr. 50

MORDRET, lauréat de l'Académie de médecine de Paris, etc. **Traité pratique des affections nerveuses et chloro-anémiques** considérées dans les rapports qu'elles ont entre elles. Paris, 1861. 1 vol. in-8 de 496 pages................................................ 6 fr.
Ouvrage qui a obtenu un prix de l'Académie impériale de médecine.

MOURA, docteur en médecine de la Faculté de Paris, etc. **Traité pratique de laryngoscopie et de rhinoscopie,** suivi d'observations. Paris, 1864. 1 vol. in-8 de 200 pages, avec 21 fig. dans le texte.... 4 fr.

MOURIER, docteur en médecine. **Des causes de la stérilité chez l'homme et chez la femme.** In-8° de 128 pages. Paris, 1866. . 2 fr.

MUGNIER, docteur en médecine de la Faculté de Paris. **De la folie consécutive aux maladies aiguës.** In-8 de 98 p. Paris, 1865. 2 fr.

NEGRONI, docteur en médecine, etc. **Aperçu sur l'ovariotomie,** fondée sur 645 observations. In-8 de 34 pages et six tableaux........... 1 fr. 50

NÉLATON (Eugène), prosecteur de la Faculté de médecine de Paris. **Mémoire sur une nouvelle espèce de tumeurs bénignes des os, ou tumeurs à myéloplaxes.** 1 vol. grand in-8 de 376 pages et 3 planches coloriées. 1860................................... 6 fr. 50

NIEMEYER, professeur de pathologie et de clinique médicale à l'Université de Tubingen. **De la leucémie et de la mélanémie,** traduit de l'allemand par le docteur KUBORN, professeur d'hygiène spéciale à l'école industrielle de Seraing. Paris, 1862. In-8 de 53 pages........... 1 fr. 50

NODET (L.), docteur en médecine, etc. **Etudes cliniques et expérimentales** sur les diverses espèces de chancres, et particulièrement sur le chancre mixte, précédées d'une lettre d'introduction par M. le docteur ROLLET, chirurgien en chef de l'Antiquaille de Lyon. 2e édition. Paris, 1864. 1 vol. in-8 de 149 pages................................... 2 fr.

NONAT, médecin de la Charité, agrégé libre de la Faculté de Paris, chevalier de la Légion d'honneur, etc. **Traité pratique des maladies de l'utérus et de ses annexes.** 2e édition, augmentée. 1 fort vol. in-8, avec figures dans le texte. Paris, 1866.

NONAT. **Traité des dyspepsies,** ou Etude pratique de ces affections, basée sur les données de la physiologie expérimentale et de l'observation clinique. 1 vol. in-8 de 230 pages. Paris, 1862................. 3 fr. 50

MONAT. **Traité théorique et pratique de la chlorose, avec une étude spéciale sur la chlorose des enfants.** In-8 de 200 pages. Paris, 1864 .......................................................... 3 fr. 50

OLLIER, docteur en médecine, ancien interne des hôpitaux de Lyon. **De la production artificielle des os au moyen de la transformation du périoste et des greffes osseuses.** 1859. In-8 de 20 p. 75 c.

Mémoire lu à la Société de biologie.

OLLIVIER, sous-bibliothécaire de la Faculté de médecine de Paris, etc. **Essai sur les albuminuries produites par l'élimination des substances toxiques.** Grand in-8 de 24 pages. Paris, 1863. 1 fr. 25

PANAS, professeur agrégé à la Faculté de médecine de Paris, chirurgien des hôpitaux, etc. **Des cicatrices vicieuses et des moyens d'y remédier.** In-8 de 134 pages et 1 planche. Paris, 1863 .......... 2 fr. 50

PARROT, professeur agrégé à la Faculté de médecine de Paris, etc. **De la mort apparente.** Paris, 1860. In-8 de 80 pages ............... 2 fr.

PATEZON, **Etudes cliniques sur les maladies traitées aux eaux minérales de Vittel** (Vosges), par le docteur PATEZON, médecin-inspecteur, etc. Paris, 1862. 1 vol. in-12 .................... 1 fr. 50

PÉAN, docteur en médecine, ancien interne lauréat des hôpitaux de Paris, etc. **De la scapulalgie et de la résection scapulo-humérale,** envisagée au point de vue du traitement de la scapulalgie. Paris, 1860. In-8 de 92 pages et 20 dessins intercalés dans le texte ...... 3 fr. 50

PENILLEAU, docteur en médecine de la Faculté de Paris, etc. **Etude sur le café au point de vue historique, physiologique et alimentaire.** Grand in-8 de 90 pages. Paris, 1864 ............. 2 fr. 50

PERRET, docteur en médecine, ancien interne des hôpitaux de Paris, etc. **Des tumeurs sanguines intra-pelviennes pendant la grossesse normale et l'accouchement.** Grand in-8 de 88 pages. Paris. 1864 ................................................................. 2 fr.

PETIT, médecin en chef de l'Asile des aliénés de Nantes. **Examen de la loi du 30 juin 1838 sur les aliénés.** In-8 de 68 pages. Paris, 1865 ................................................................ 2 fr.

PÉTREQUIN, ex-président de l'Académie des sciences, belles-lettres et arts, et professeur à l'Ecole de médecine de Lyon, etc. **Mélanges d'histoire, de littérature et de critique médicales** sur les principaux points de la science et de l'art. Paris, 1864. 1 vol. grand in-8 de 475 pages. 6 fr.

PÉTREQUIN. **Traité d'anatomie médico-chirurgicale et topographique.** 1 fort vol. in-8. Paris, 1844 ....................... 2 fr.

PÉTREQUIN. **De l'emploi thérapeutique des lactates alcalins dans les maladies fonctionnelles de l'appareil digestif.** 2e édition. In-8 de 24 pages. Paris, 1864 ....................... 75 c.

PICARD, docteur en médecine, ancien interne des hôpitaux de Paris, etc. **Des inflexions de l'utérus à l'état de vacuité.** 1 vol. in-8 de 200 pages, avec figures dans le texte. Paris, 1862 ............ 3 fr. 50

PIORRY, professeur de clinique médicale à la Faculté de Paris, médecin de l'hôpital de la Charité, membre de l'Académie, etc. **La médecine du bon sens. De l'emploi des petits moyens en médecine et en thérapeutique.** 1 vol. in-12. Paris, 1864.................... 6 fr.

PIORRY. **Traité de plessimétrisme,** comprenant une partie pratique, une partie physique et les progrès récents de la médio-percussion, avec de nombreuses planches dans le texte. 1 fort vol. in-8. Paris, 1866.

PLAITE, docteur en médecine, etc. **Nouveaux moyens de prophylaxie infaillible, très-simples et inoffensifs,** applicables chez la femme au moyen d'un nouvel instrument, contre les maladies vénériennes et contre la syphilis, et explication théorique des formes et des phénomènes de la syphilis par un seul virus, agissant comme les ferments. In-8 de 171 pages, avec 1 planche. Paris, 1865...................... 2 fr. 50

POTAIN, médecin des hôpitaux de Paris, professeur agrégé de la Faculté de médecine. **Des lésions des ganglions lymphatiques viscéraux.** In-8. Paris, 1860............................... 2 fr.

POUCHET, docteur en médecine de la Faculté de Paris, etc. **Des colorations de l'épiderme.** In-4 de 52 pages. Paris, 1864......... 2 fr. 50

POUQUET, docteur en médecine, ancien interne lauréat des hôpitaux de Paris. **De la trachéotomie dans le cas de croup, considérations pratiques.** Mémoire in-8 de 88 pages. Paris, 1863........ 2 fr.

PUTEGNAT (E.), docteur en médecine de la Faculté de Paris, etc. **De la stomatite gangréneuse.** In-8 de 32 pages. Paris, 1865.... 1 fr. 25

RANVIER, docteur en médecine, lauréat de l'Académie de médecine, etc. **Considérations sur le développement du tissu osseux et sur les lésions élémentaires des cartilages et des os.** In-8 de 72 pages et 1 planche. Paris, 1865............................. 2 fr.

**Recueil de questions posées aux cinq examens de médecine,** premier de doctorat. 1re et 2e série, comprenant 1,000 questions. Paris, 1863-64. 2 vol. in-12. Prix de chaque..................... 1 fr. 50

**Id.** Deuxième et cinquième de doctorat. 1re série, comprenant 500 questions. Paris, 1863. 1 vol. in-12............................. 1 fr. 50

**Id.** Troisième de doctorat. 1re et 2e série, comprenant 1,000 questions. Paris, 1865. 2 vol. in-12. Prix de chaque.................... 1 fr. 50

**Id.** Quatrième de doctorat. (Sous presse.)

**Recueil de questions posées aux examens de médecine sur les accouchements,** comprenant 1,000 questions. Paris, 1864. 2 vol. Prix de chaque............................................. 1 fr. 50

REGNIER (Raoul), docteur en médecine. **Maladies de croissance.** Grand in-8. Paris, 1860..................................... 2 fr.

RELIQUET, docteur en médecine, ancien interne des hôpitaux, etc. **De l'uréthrotomie interne.** In-8 de 134 pages. Paris, 1865........ 2 fr.

RELIQUET. **Irrigation continue de l'urèthre et de la vessie.** In-12 de 23 pages. Paris, 1866.................................. 50 c.

REVEIL, professeur agrégé à la Faculté de médecine et à l'Ecole supérieure de pharmacie de Paris, etc. **Recherches de physiologie végétale. De l'action des poisons sur les plantes.** 1 vol. in-8 de 180 pages. Paris, 1865.................................................... 3 fr. 50

REVEIL. **Recherches sur l'osmose et sur l'absorption par le tégument externe chez l'homme, dans le bain.** 1 vol. in-8 de 82 pages. Paris, 1865.................................... 2 fr. 50

REVILLIOD, docteur en médecine, ancien interne des hôpitaux de Paris. **De l'action de quelques maladies aiguës sur la tuberculisation.** In-8 de 88 pages. Paris, 1865....................... 2 fr.

RIANT, docteur en médecine de la Faculté de Paris. **Difficultés du diagnostic médical.** In-8 de 85 pages. Paris, 1866.............. 2 fr.

RICORD, chirurgien de l'hôpital du Midi, membre de l'Académie de médecine, etc. **Leçons sur le chancre,** professées à l'hôpital du Midi, recueillies et publiées par le docteur A. FOURNIER, ancien interne de l'hôpital du Midi; suivies de notes et pièces justificatives et d'un formulaire spécial. 2e édition, revue et augmentée. Paris, 1860. 1 vol. in-8 de 549 pages....................................................... 7 fr.

ROBERT, médecin de l'Hospice-Asile des vieillards, etc. **Conseils d'hygiène et de médecine usuelle.** 1 vol. in-18 de 216 pages. Paris, 1864.......................................................... 1 fr. 25

ROBERT (A.). **Des vices congénitaux de conformation des articulations.** Paris, 1851. 1 vol. in-8........................... 2 fr.

ROBERTET, docteur en médecine, ancien interne lauréat des hôpitaux de Paris, etc. Essai sur l'encéphalite. In-8 de 50 pages. Paris, 1865. 1 fr. 50

ROBIN (Ch.). **Les théories des mouvements du cœur,** suivi d'un Mémoire sur les capacités des oreillettes et des ventricules, par le docteur HIFFELSHEIM. in-8 de 36 pages. Paris, 1864. ..................... 1 fr.

ROBIN-MASSÉ, docteur en médecine de la Faculté de Paris, etc. **Des polypes naso-pharyngiens** au point de vue de leur traitement. Grand in-8 de 92 pages et 6 planches. Paris, 1864...................... 3 fr.

ROCHARD, médecin adjoint de la prison des Madelonnettes, etc. **Traité des maladies de la peau.** Paris, 1863. 1 vol. in-8............ 6 fr.

ROCHARD. **Nouveau mode de traitement des dartres.** In-8 de 36 pages. Paris, 1865........................................... 1 fr.

RODET, docteur en médecine de la Faculté de Paris, etc. **De la trichine et de la trichinose.** 2e édition. Paris, 1866. In-8 de 50 pages et 1 planche......................................................... 1 fr. 50

RONDEAU, docteur en médecine, ancien interne des hôpitaux de Paris. **Des affections oculaires réflexes et de l'ophthalmie sympathique.** In-8 de 132 pages. Paris, 1866..................... 2 fr. 50

ROTTENSTEIN. **Considérations sur le développement et la conservation des dents,** et quelques mots à propos de leurs maladies et de leur prothèse. Paris, 1861. In-8..................... 2 fr.

ROUBAUD, médecin-inspecteur des eaux minérales de Pougues, etc. **Eaux minérales de Pougues,** troubles de la digestion, maladies des voies urinaires. In-8 de 87 pages. Paris, 1865..................... 2 fr.

ROUET, docteur en médecine de la Faculté de Paris. **Influence du système nerveux sur les phénomènes physico-chimiques de la vie de nutrition.** In-8 de 52 pages. Paris, 1865.... 1 fr. 25

ROUYER, docteur en médecine. **Études médicales sur l'ancienne Rome.** Les bains publics de Rome, les magiciennes, les philtres, etc.; l'avortement, les eunuques, l'infibulation, la cosmétique, les parfums, etc. Paris, 1859. 1 vol. in-8........................................ 3 fr. 50

ROUYER. **Des tumeurs de la région palatine** formées par l'hypertrophie des glandes salivaires. In-8 de 24 pages................. 1 fr.

ROUYER. **Du traitement des kystes de l'ovaire par les injections iodées.** In-8......................................... 1 fr.

ROUYER. **Études cliniques sur les fongosités de la muqueuse utérine,** et sur leur traitement par l'abrasion et la cautérisation. 1858. Brochure in-4 de 50 pages....................................... 1 fr. 50

ROYET, docteur en médecine, ancien interne des hôpitaux de Paris, etc. **Considérations sur quelques tumeurs abdominales.** Grand in-8 de 86 pages. Paris, 1861............................... 1 r. 50

SALES-GIRONS, médecin-inspecteur des eaux minérales. **Étude médicale sur les eaux minérales de Pierrefonds-les-Bains;** application des eaux sulfureuses pulvérisées au traitement des maladies de poitrine. Paris, 1864. 1 vol. in-12 de 194 pages, avec figures intercalées dans le texte................................................... 2 r.

SALVA, docteur en médecine de la Faculté de Paris. **Du gaz acide carbonique comme analgésique, et cicatrisation des plaies.** In-8 de 42 pages. Paris, 1860................................. 1 fr. 25

SANDRAS, docteur en médecine, ancien interne des hôpitaux de Paris, etc. **Etude sur la digestion et l'alimentation, et sur la diathèse urique.** 2e édition. In-8 de 64 pages. Paris, 1865............. 1 fr. 25

SAPPEY, chef des travaux anatomiques, directeur des musées et professeur agrégé à la Faculté de médecine de Paris, etc. **Traité d'anatomie descriptive,** avec figures intercalées dans le texte. 2e édition entièrement refondue, t. 1er, 1re partie. **Ostéologie,** 1 vol. in-8, avec 171 fig. Paris, 1866. Prix du tome 1er complet......................... 12 fr.

SAVALLE (de Freneuse), docteur en médecine de la Faculté de Paris, etc. **Étude sur l'angine de poitrine.** In-8 de 83 p. Paris, 1864.. 2 fr.
Mémoire présenté au concours pour le prix Civrieux, et récompensé par l'Académie impériale de médecine.

SCHNEIDER, docteur en médecine, médecin de l'hospice de Thionville. **Préparation à l'exercice de la médecine.** Ouvrage destiné spécialement à initier les jeunes médecins aux réalités de la carrière. 1 vol. in-12 de 216 pages. Paris, 1861............................... 2 fr.

SEGALAS (P. S.). **De la lithotritie considérée au point de vue de son application.** Paris, 1856. In-8...................... 2 fr.

SÉRÉ (de). **Du relâchement du pylore, son influence sur la digestion de l'estomac en un certain nombre de maladies chroniques,** 2e édition, revue et augmentée. In-8 de 68 pages. Paris, 1865........................................... 1 fr. 50

SICARD, docteur en médecine de la Faculté de Paris. **Essai sur la douleur au point de vue physiologique.** Paris, 1863. In-8 de 38 pages....................................... 1 fr. 25

SOLARI, docteur en médecine, ancien interne des hôpitaux de Marseille. **Maladies de matrice (utérus).** Conseils pratiques sur les moyens de prévenir ces maladies et sur leur traitement. Paris, 1863. Gr. in-8 de 71 p.     **2 fr**

SOLARI. **Choléra de 1865,** sa marche, son mode de transmission, moyens de le faire disparaître ou d'en arrêter la propagation. In-8 de 45 pages. Paris, 1865 .......................................... 75 c.

SPERINO, professeur d'ophthalmologie à l'Université de Turin, etc. **Études cliniques sur l'évacuation répétée de l'humeur aqueuse dans les maladies de l'œil.** 1862. 1 vol. gr. in-8 de 196 pages.  6 fr.

SPIESS, docteur en médecine, ancien interne des hôpitaux de Paris. **De l'intervention chirurgicale dans la rétention d'urine.** 1 vol. in-8 de 90 pages. Paris, 1866 ........................................... **2 fr.**

STOKES, professeur royal de médecine à l'Université de Dublin, etc. **Traité des maladies du cœur et de l'aorte,** ouvrage traduit par le docteur SÉNAC, médecin consultant à Vichy, ancien interne des hôpitaux de Paris, etc. 1 vol. in-8 de 746 pages. Paris, 1864 ...............  10 fr.

SOTTAS, docteur en médecine, ancien interne des hôpitaux de Paris. **De l'influence des déviations vertébrales** sur les fonctions de la respiration et de la circulation. In-8 de 71 pages. Paris, 1865.....  1 fr. 50

SUCQUET (J. P.), docteur en médecine de la Faculté de Paris, lauréat de l'Académie des sciences. **Anatomie et physiologie.** Circulation du sang. D'une circulation dérivative dans les membres et dans la tête chez l'homme. Mémoire approuvé par l'Académie impériale de médecine, séance du 18 juin 1861. In-8 et Atlas de 6 pl. in-folio, dessins d'après nature par Lackerbauer. Paris, 1862 ......................................... 8 fr.

SUCQUET. **De la conservation des traits du visage dans l'embaumement.** In-8. Paris, 1862 .................................. 1 fr. 50

THOMAS, professeur à l'École de médecine de Tours, chirurgien en chef de l'hôpital, etc. **Éléments d'ostéologie descriptive et comparée de l'homme et des animaux domestiques,** à l'usage des étudiants des écoles de médecine humaine et des écoles de médecine vétérinaire. 1 vol. in-8 accomp. d'un atlas de 12 pl. dess. par Lackerbauer. Paris, 1865.  12 fr.

THOMAS (Louis), docteur en médecine, ancien interne des hôpitaux de Paris. **Du pneumatocèle du crâne.** In-8 de 89 pages. Paris, 1865 ........................................................... 2 fr.

THOMAS (Pierre-Frédéric), docteur en médecine de la Faculté de Paris, etc. **Traité pratique de la fièvre jaune observée à la Nouvelle-Orléans.** Paris, 1 vol. in-8 de 246 pages ........................ 2 fr.

THULIÉ, ancien interne de Charenton. **Étude sur le délire aigu sans lésions.** 1 vol. gr. in-8 de 124 pages. Paris, 1865 ............. 2 fr. 50

TIRMAN, docteur en médecine, ancien interne des hôpitaux de Paris, etc. **Recherches sur le traitement de l'étranglement herniaire** et en particulier sur le taxis progressif. Paris, 1863. In-8 de 90 p.....  2 fr. 50

TRASTOUR, professeur adjoint de clinique médicale à l'École de médecine de Nantes. **Du développement imprévu des tubercules et de la phthisie.** In-8 de 95 pages. Nantes, 1864 ..................... 2 fr.

TRÉLAT, médecin de la Salpêtrière, etc. **La folie lucide, considérée au point de vue de la famille et de la société.** 1 vol. in-8. Paris, 1861 ............................................................. 6 fr.

TRÉLAT, professeur agrégé à la Faculté de médecine de Paris. **De la nécrose causée par le phosphore.** 1857. In-8 de 120 pages.  2 fr. 50

TRIADOU. **Des grossesses extra-utérines.** 1 vol. in-8 de 131 pages. Montpellier et Paris, 1866............................... 3 fr. 50

TRIQUET, médecin et chirurgien du Dispensaire pour les maladies de l'oreille. **Leçons cliniques sur les maladies de l'oreille,** ou Thérapeutique des maladies aiguës et chroniques de l'appareil auditif. 1 vol. in-8 de 439 pages, avec figures dans le texte. Paris, 1866.............. 6 fr.

TROUSSEAU, professeur de la Faculté de médecine de Paris, etc. **Conférences sur l'empirisme.** Paris, 1862. In-8 de 58 pages........ 1 fr. 50

VALETTE, professeur de clinique chirurgicale à l'école de médecine de Lyon, etc. **De la méthode à suivre dans l'étude** et l'enseignement de la clinique, vitalisme et organicisme. In-8 de 99 pages. Paris, 1864.............................................. 2 fr.

VAN HEURCK, professeur de botanique, etc. **Le microscope,** sa construction, son maniement et son application aux études d'anatomie végétale. 1 vol. in-12 de 108 pages avec 35 figures dans le texte. Paris, 1865................................................. 3 fr.

VANIER, docteur en médecine. **Cause morale de la circoncision des Israélites,** institution préventive de l'onanisme des enfants et des principales causes d'épuisement. Réhabilitation et réforme. 1 vol. in-8. Paris, 1847.............................................. 1 fr. 50

VAQUEZ, docteur en chirurgie de la Faculté de médecine de Paris. **Chirurgie conservatrice du pied.** Mémoire sur l'amputation de M. le professeur Malgaigne (désarticulation astragalo-calcanéenne, ou amputation sous-astragalienne des auteurs); quelques mots sur l'extirpation du calcanéum (opération de Monteggia). Paris, 1859. 1 vol. in-4 de 179 pages, 2 planches lithographiées et 5 figures dans le texte............. 3 fr. 50

VAURÉAL, docteur en médecine. **Essai sur l'histoire des ferments;** de leur rapprochement avec les miasmes et les virus. 1 vol. grand in-8 de 194 pages. Paris, 1864.............................................. 3 fr.

VAURÉAL. **Esquisse des effets physiologiques et thérapeutiques de l'eau.** In-8 de 18 pages. Paris, 1865................ 1 fr.

VELPEAU, clinique chirurgicale de la Charité. **Leçons sur le diagnostic et le traitement des maladies chirurgicales,** recueillies et rédigées par A. Regnard, interne des hôpitaux, revues par le professeur. In-8 de 60 pages. Paris, 1866. .................... 1 fr. 50

VERLIAC, docteur en médecine, ancien interne des hôpitaux de Paris. **Remarques sur le diagnostic des épanchements pleurétiques et les indications de la thoracentèse chez les enfants.** In-8 de 116 pages. Paris, 1863.............................. 2 fr.

VERNEUIL, professeur agrégé à la Faculté de médecine de Paris. **Éloge d'Alph. Robert,** chirurgien honoraire des hôpitaux de Paris, professeur d'anatomie, etc. 1864. In-8 de 96 pages...................... 2 fr.

VERRIER, docteur en médecine de la Faculté de Paris, etc. **Du forceps-scie des Belges.** Mémoire précédé de quelques considérations sur l'embryotomie et d'opération césarienne. In-4 de 59 pages. Paris, 1863.............................................. 1 fr. 50

VERRIER. **Quelques indications de l'opération césarienne,** suivies de l'accouchement prématuré artificiel. In-8 de 46 pages. Paris, 1864.............................................. 1 fr. 50

VERRIER. **De la mort subite des enfants nouveau-nés.** In-8 de 10 pages. Paris, 1864............................... 75 c.

VERRIER. **Du pronostic et du traitement de la pneumonie pendant la grossesse.** In-8. Paris, 1865.................... 75 c.

VERRIER. **Quelle doit être la conduite de l'accoucheur lorsqu'il est obligé d'intervenir dans les positions occipito-postérieures.** In-8 de 19 pages. Paris, 1865................. 1 fr.

VIELLE, docteur en médecine de la Faculté de Paris. **Essai sur le rôle social de la médecine.** In-8 de 50 pages, Paris. 1866...... 1 fr. 50

VIRCHOW, professeur d'anatomie pathologique à la Faculté de médecine de Berlin, membre correspondant de l'Institut de France. **La syphilis constitutionnelle.** Traduit de l'allemand par le docteur Paul PICARD; édition revue, corrigée et considérablement augmentée par le professeur. Paris, 1860. 1 vol. in-8, avec figures dans le texte................. 4 fr.

VULPIAN, médecin des hôpitaux de Paris, professeur agrégé à la Faculté de médecine. **Des pneumonies secondaires.** 1860. In-8........ 2 fr.

VULPIAN. **Recherches expérimentales relatives aux effets des lésions du 4ᵉ ventricule et spécialement à l'influence de ces lésions sur le nerf facial.** In-8 de 68 pages et 12 figures. Paris, 1861........................................................... 2 fr.

WECKER, professeur de clinique ophthalmologique. **Traité théorique et pratique des maladies des yeux.** Tome Iᵉʳ. Paris, 1864. 1 fort vol. in-8 orné de 6 planches et de 61 figures dans le texte......... 15 fr.

Tome IIᵉ, 1ᵉʳ fascicule. **Maladies du cristallin, du corps vitré de la rétine et du nerf optique** (ophthalmoscopie). 1 vol. in-8 de 412 pages avec 3 planches gravées et 38 figures intercalées dans le texte. Paris, 1866 .............................................................. 6 fr.

WECKER. **De la conjonctivite purulente, et de la diphthérite de la conjonctivite,** au point de vue du diagnostic différentiel et de la thérapeutique. In-4 de 87 pages. Paris, 1861................... 1 fr. 25

YGONIN, docteur en médecine, ancien interne de la Maternité de Lyon. **Des obstacles que le col utérin peut apporter à l'accouchement.** In-8 de 127 pages. Paris, 1863........... ........ ........... 2 fr.

ZIMMERMANN. **Traité de l'expérience en général, et en particulier dans l'art de guérir,** par LEFEBVRE DE V....., 3 vol. in-8. Montpellier, 1818.............................................. 3 fr. 75

---

## Quelques exemplaires des ouvrages suivants :

ABEILLE MÉDICALE (l') 1844 à 1858. **Revue hebdomadaire de médecine et de chirurgie pratiques,** etc. 15 vol. in-4, rel.... 20 fr.

**Annales de la chirurgie française et étrangère,** par MM. BEGIN, MARCHAL (de Calvi), VELPEAU et VIDAL (de Cassis). Paris, 1841-1845, 15 vol. in-8, fig..................................................... 40 fr.

ANTOMMARCHI. **Planches anatomiques du corps humain,** exécutées d'après les dimensions naturelles. 1 vol. grand in-folio de 48 planches, avec un vol. de texte, demi-reliure chagrin................. 60 fr.

**Archives générales de médecine.** Collection complète jusqu'à ce jour, en demi-reliure veau. 116 vol....................... 750 fr.

— La même demi-bas . . . . . . . . . . . . . . . . . . . . . . . . 700 fr.

**Art médical** (l'), journal de médecine générale et de médecine pratique. Paris, 1855-1864. 20 vol. in-8.............................. 100 fr.

BAILLON. **Étude générale du groupe des euphorbiacées.** Recherche des types. — Organographie. — Organogénie. — Distribution géographique. — Affinités. — Classification. — Description des genres. Paris, 1858. 1 vol. grand in-8, avec atlas cartonné............... 30 fr.

BALLONII (G.). **Opera omnia medica.** Venetiis, 1734, quatre tomes en 2 vol. rel................................................... 15 fr.

BERZELIUS. **Traité complet de chimie minérale, végétale et animale.** 2e édit., traduite par MM. Esslinger et F. Hœffer. Paris, 1846-1852. 6 vol. in-8................................................ 40 fr.

**Bibliothèque choisie de médecine,** par Planque. Paris, 1748. 10 vol. in-4, avec planches, rel.......................................... 30 fr.

BORSIERII.**Institutionum medicinæ praticæ.** Editio nova, curante Hecker. Berolini, 1826. 4 vol. in-8, rel........................ 20 fr.

BOUCHARDAT. **Archives de physiologie, de thérapeutique et d'hygiène,** Paris, 1854. 2 vol. in-8............................ 4 fr.

BOURGERY. **Traité complet de l'anatomie de l'homme,** comprenant la médecine opératoire, dessiné d'après nature par Jacob, 1830-1855. 8 vol. in-folio, demi-reliure chagrin, fig. col................... 750 fr.
— Le même, relié en 14 vol., demi-reliure, fig. col............... 800 fr.
— Le même, relié en 8 vol., demi-reliure, fig. noires............. 500 fr.
— Le même. **La médecine opératoire.** 2 vol. en feuilles, figures coloriées........................................... 250 fr.

BOURGERY et JACOB. **Anatomie élémentaire,** en 20 planches, format grand aigle, avec un texte explicatif in-8, formant un manuel complet d'anatomie physiologique. Paris, 1834-1842, colorié........... 150 fr.
— Le même, noir.................................. 80 fr.

BOYER. **Traité des maladies chirurgicales.** 11 vol., demi-rel. chagrin. 2e édition........................................ 25 fr.
— Le même, 4e édition, demi-reliure chagrin................... 50 fr.
— Le même, 5e édition, publiée par P. Boyer. Paris, 1844-1853. 7 volumes in-8, demi-reliure chagrin................................. 30 fr.

**Bulletin général de thérapeutique médicale et chirurgicale.** Paris, 1831-1864. 67 vol. in-8.......................... 150 fr.

CABANIS. **Œuvres complètes,** accompagnées d'une notice sur sa vie et ses ouvrages. Paris, 1825. 5 vol. in-8................... 10 fr.

CLOQUET (Jules). **Anatomie de l'homme,** ou description et figures lithographiées de toutes les parties du corps humain. 5 vol. grand in-folio, reliés en 2 vol., demi-chagrin.......................... 120 fr.

**Congrès périodique international d'ophthamologie,** rédigé par MM. les docteurs Giraud-Teulon et Wecker. 2e session. Paris, 1863. Vol. grand in-8........................................ 12 fr.

COOPER (Astley). **Œuvres chirurgicales,** trad. de l'anglais, avec des notes par E. Chassaignac et G. Richelot. Paris, 1837. In-8.... 5 fr.

COOPER (S.) **Dictionnaire de chirurgie pratique.** Paris, 1862. 2 vol. in-8, demi-reliure................................... 12 fr.

CUVIER (Georges). **Le régne animal.** 10 vol. de texte et 10 atlas montés sur onglets; ensemble 20 vol., dos et coins en maroquin, tranche supérieure dorée.......................................... 800 fr.

DALECHAMPS. **Histoire générale des plantes.** Lyon, 1815. 2 vol. in-folio, reliés.......................................... 15 fr.

DELPECH. **De l'orthomorphie par rapport à l'espèce humaine** Paris, 1828. 2 vol. in-8 et atlas in-folio de 78 planches......... 25 fr.

— **Chirurgie clinique de Montpellier.** 1823 à 1828. 2 vol. in-4, figures........................................... 20 fr.

— **Précis élémentaire des maladies réputées chirurgicales.** Paris, 1816. 3 vol. in-8, reliés.................................. 18 fr.

**Dictionnaire des sciences médicales.** 60 vol. . . . . . . . . . 60 fr.
— Le même, demi-reliure basane. . . . . . . . . . . . . . 90 fr.

**Dictionnaire de médecine et de chirurgie pratiques.** 1829 à 1836. 15 vol. in-8, reliés, demi-veau. . . . . . . . . . . . 50 fr.

**Dictionnaire de médecine,** ou Répertoire général des sciences médicales. 30 vol. in-8, demi-reliure chagrin. . . . . . . . . . 100 fr.
— Le même, broché. . . . . . . . . . . . . . . . . . . . 80 fr.

**Dictionnaire pittoresque d'histoire naturelle et des phénomènes de la nature,** rédigé par une société de naturalistes, sous la direction de F. E. Guérin. 9 vol. in-4, avec 720 pl. noires, carton. 45 fr.

D'ORBIGNY. **Dictionnaire d'histoire naturelle.** 13 vol. in-8 et atlas de 288 planches coloriées, demi-reliure chagrin. . . . . . . 220 fr.

DUCHESNE (E.). **De la prostitution dans la ville d'Alger** depuis la conquête. Paris, 1853. 1 vol. in-8. . . . . . . . . . . . . 2 fr.

DUMAS (J.-B.). **Traité de chimie appliquée aux arts.** Paris, 1828, 1846, 8 vol. in-8 et atlas in-4, broch. . . . . . . . . . . . 90 fr.

FLEURY (H.). **Le Progrès,** journal des sciences et de la profession médicale, annales de l'hydrothérapie rationnelle. Paris, 1858-1860. 5 vol. grand in-8, rel. . . . . . . . . . . . . . . . . . . . . . . 25 fr.

FODÉRÉ (E.). **Traité de médecine légale et d'hygiène publique,** Paris, 1813. 6 vol. in-8, demi-reliure veau. . . . . . . . . . . 12 fr.

FRANCK (P.-J.). **Traité de médecine pratique,** traduit du latin par Goudareau, docteur en médecine, etc. 2e édition. Paris, 1842. 2 volumes grand in-8, rel. . . . . . . . . . . . . . . . . . . . . . . . 20 fr.

GALENI. **Operum.** Lugduni, 1550. 4 vol. in-folio, rel. . . . . . . 40 fr.

GALET. **Le corps de l'homme,** Traité complet d'anatomie et de physiologie humaine, 4 vol. avec 400 fig. coloriées, demi-reliure chagrin. . 80 fr.

GALL. **Sur les fonctions du cerveau.** Paris, 1825. 6 vol. in-8, cart. . . . . . . . . . . . . . . . . . . . . . . . . . . . 30 fr.

GALL. **Recherches sur le système nerveux** en général, et sur celui du cerveau en particulier. Paris, 1809. In-4, fig., relié. . . . . 5 fr.

GAMELIN. **Nouveau recueil d'ostéologie et de myologie,** dessiné d'après nature pour l'utilité des sciences et des arts. Toulouse, 1779. 2 part. in-8° avec 100 planches. . . . . . . . . . . . . . . . 15 fr.
Ouvrage à l'usage des artistes.

**Gazette hebdomadaire** de médecine et de chirurgie de Paris, dirigée par le docteur A. Dechambre. Paris, 1854-1863. 10 vol. in-4, demi-reliure chagrin. . . . . . . . . . . . . . . . . . . . . . . . . . . 200 fr.

GRISOLLE. **Traité élémentaire et pratique de pathologie interne.** 7e édit. Paris, 1857. 2 vol. in-8. . . . . . . . . . . . 10 fr.

HALLER (A.). **Elementa physiologiæ corporis humani.** Lausanne, 1757, 9 vol. in-4, veau. . . . . . . . . . . . . . . . . . 40 fr.

HALLER (A.). **Disputationes ad morborum historiam et curationem facientes.** Lausanne, 1757-1766. 7 vol. in-4, rel., fig. . 25 fr.

HALLER (A.). **Bibliotheca anatomicæ.** Zurich, 1774. 2 volumes in-4. . . . . . . . . . . . . . . . . . . . . . . . . . . . 15 fr.

HEISTER (L.). **Institutiones chirurgicæ.** 2 vol. in-4, rel. . . 6 fr.

HOFFMANNI (F.). **Opera omnia physico-medica.** Denuo revisa, correcta et aucta cum supplemento. Genevæ, 1748-1753. Onze tomes en 4 vol. in-folio, rel. veau. . . . . . . . . . . . . . . . . . . . . . 40 fr.

HUNTER (W.). **Anatomia uteri humani gravidi, tabulis illustrata (anglice et latine).** Birmingham, 1774. Grand in-fol., avec 34 planches gravées, reliure pleine, veau écaille, doré sur tranches.   35 fr.

JAMAIN. **Archives d'ophthalmologie.** Paris, 1853-1856. 6 volumes in-8. . . . . . . . . . . . . . . . . . . . . . . . . . . . . . . . . . . . . . . . . . . . . . 15 fr.

**Journal de médecine, de chirurgie et de pharmacie,** rédigé par BACHER VANDERMONDE et ROUX, Paris, 1754-1793. 95 vol. in-12, reliés, et table in-4. . . . . . . . . . . . . . . . . . . . . . . . . . . . . . . . . . . . 70 fr.

**Journal (nouveau) de médecine, chirurgie et pharmacie,** par RÉCLARD, CHOMEL, CLOQUET, MAGENDIE, ORFILA ET ROSTAN. Paris, 1818 à 1828. 15 vol. in-8, reliés. . . . . . . . . . . . . . . . . . . . . . . . 30 fr.

**Journal des connaissances médico-chirurgicales,** ou Revue de thérapeutique médico-chirurgicale, publié par MM. J. LEBAUDY, H. GOURAUD, TROUSSEAU et MARTIN-LAUZER. Paris, 1833 à 1857. 24 vol. grand in-8. . . . . . . . . . . . . . . . . . . . . . . . . . . . . . . . . . . . . 50 fr.

**Journal des progrès des sciences et institutions médicales** en Europe, en Amérique, etc. Paris, 1827 à 1830. 21 vol. in-8, rel.   30 fr.

**Journal hebdomadaire de médecine,** par MM. ANDRAL, BLANDIN, etc. Paris, 1828-1830. 8 vol. in-8, reliés. . . . . . . . . . . . 15 fr.

LAMARCK et DE CANDOLLE. **Flore française.** 6 vol. in-8, demi-reliure basane. . . . . . . . . . . . . . . . . . . . . . . . . . . . . . . . . . . . . . 50 fr.

LARTIGUE (A.). **Encyclographie médicale,** ou Résumé analytique complet de tous les journaux de médecine et de pharmacie publiés en France. Paris, 1842 à 1846. 8 vol. in-8, cart. . . . . . . . . . . . . . . . . . 15 fr.

LEBERT. **Traité d'anatomie pathologique générale et spéciale.** Paris, 1855-1861. 2 vol. in-folio en demi-reliure veau . . . . . 500 fr.
— Le même, broché en livraison. . . . . . . . . . . . . . . . . . . . 475 fr.

LEPECQ DE LA CLOTURE. **Collection d'observations sur les maladies et les constitutions épidémiques.** Paris et Rouen, 1776-1778. 3 vol. in-4, reliés. . . . . . . . . . . . . . . . . . . . . . . . . . 40 fr.

LISERANC. **Clinique chirurgicale de l'hôpital de la Pitié.** Paris, 1841-1843. 3 vol. in-8. . . . . . . . . . . . . . . . . . . . . . . . . . 40 fr.

MALGAIGNE. **Journal de médecine et de chirurgie, et Revue médico-chirurgicale.** Paris, 1843-1855. 26 vol. in-8. . . . . . . . 50 fr.

MALGAIGNE. **Journal de chirurgie.** 4 vol. gr. in-8. Paris, 1843-1846. . . . . . . . . . . . . . . . . . . . . . . . . . . . . . . . . . . . . . . . . . . . 10 fr.

**Mémoires et prix de l'Académie royale de médecine.** Paris, 1747-1797. 10 vol. in-4, rel., fig. . . . . . . . . . . . . . . . . . . . . . 40 fr.

**Mémoires de l'Académie royale de chirurgie,** précédés d'une analyse par M. le professeur MARJOLIN, et suivis de trois mémoires inédits. 3 vol. in-8. . . . . . . . . . . . . . . . . . . . . . . . . . . . . . . . . . . 6 fr.

**Mémoires de l'Académie impériale de médecine de Paris.** Paris, 1828-1862. 25 vol. in-4, avec planches, reliés. . . . . . . . . . . . 150 fr.

**Mémoires de l'Académie royale de chirurgie.** Paris, 1781. 15 vol. in-12, reliés. . . . . . . . . . . . . . . . . . . . . . . . . . . . . . . . . 10 fr.

**Mémoires de la Société médicale d'émulation.** Paris, 1798-1826. 9 vol. in-8, reliés. . . . . . . . . . . . . . . . . . . . . . . . . . . . . . 20 fr.

MONNERET et FLEURY. **Compendium de médecine pratique.** 8 vol., demi-rel. basane. . . . . . . . . . . . . . . . . . . . . . . . . . . . . . . 100 fr.

— Le même, broché. . . . . . . . . . . . . . . . . . . . . . . . . . . . . 90 fr.

PARISEL. **L'Année pharmaceutique.** 4e année 1863. Paris, 1864. 1 vol. gr. in-8 . . . . . . . . . . . . . . . . . . . . . . . . . . . . . . . 1 fr. 50

PELOUZE et FREMY. **Traité de chimie générale.** 2e édit. Paris, 1854. 6 vol. in-8, et atlas in-8 de 53 pl., br • • • • • • • • • • • • 35 fr.

PLOUCQUET. **Litteratura medica**, sive Repertorium medicæ practicæ, chirurgicæ, atque rei obstetricæ, cum supplemento. Tubingæ, 1808-1813, 5 vol. in-4, rel. • • • • • • • • • • • • • • • • • • • • • • • • 45 fr.

POMET. **Histoire générale des drogues simples et composées.** Paris, 1735. 2 vol. in-4, rel.. • • • • • • • • • • • • • • • 6 fr.

RANKING. **The half-yearly abstract of the medical sciences.** London, 1845-1861. 34 vol. in-12, cart. • • • • • • • • • • • 100 fr.

RAYER. **Archives de médecine comparée.** Paris, 1842-1843. 1 vol. in-4, avec 9 planches.. • • • • • • • • • • • • • • • • • • 20 fr.

**Revue médicale française et étrangère.** Paris, 1820 à 1865. 154 vol. in-8, rel.. • • • • • • • • • • • • • • • • • • 200 fr.

RICHERAND (le baron). **Nouveaux éléments de physiologie**, 10e édit.. revue et augmentée par l'auteur et par le professeur BÉRARD aîné. Paris, 1833. 3 vol. in-8. • • • • • • • • • • • • • • • 6 fr.

RICORD. **Clinique iconographique de l'hôpital des Vénériens.** Recueil d'observations suivies de considérations pratiques sur les maladies qui ont été traitées dans cet hôpital. 1 vol. gr. in-4, avec 66 planches coloriées et portrait de l'auteur, relié en demi-chag.. • • • • • • • 100 fr.

SAPPEY (P. H. C.), chef des travaux anatomiques, directeur des musées, et professeur agrégé à la Faculté de médecine de Paris, etc. **Traité d'anatomie descriptive.** 3 vol. in-12, rel., avec de nombreuses figures dans le texte (ouvrage complet). • • • • • • • • • • • 45 fr.

SENNERT (D.). **Opera medica.** Paris, 1641. Six tomes, rel. en 3 vol. in-folio, reliés. • • • • • • • • • • • • • • • • • • • • 15 fr.

SICHEL (J.). **Iconographie ophthalmologique, etc.** Paris, 1852-1859. 2 vol. gr. in-4.. • • • • • • • • • • • • • • • • • 150 fr.
— Le même, dem.-rel. • • • • • • • • • • • • • • • 160 fr.

SPRENGEL. **Histoire de la médecine**, depuis son origine jusqu'au xixe siècle, avec l'histoire des principales opérations chirurgicales, traduite de l'allemand par A.-J.-L. JOURDAN. Paris, 1815-1820. 9 vol. in-8, demi-rel., veau.. • • • • • • • • • • • • • • • • • • 60 fr.

SPRENGEL. **Institutiones medicæ.** Amstelodani, 1809. 9 vol. in-8, brochés. • • • • • • • • • • • • • • • • • • • • • • • 15 fr.

TARDIEU (A.). **Dictionnaire d'hygiène publique et de salubrité**, etc. Paris, 1852-1854. 3 vol. grand in-8, rel. • • • • • • 20 fr.
— Le même, broché. • • • • • • • • • • • • • • • 12 fr.

TOURNEFORT. **Institutiones rei herboriæ.** Paris, 1719. 3 vol. in-4, rel.. • • • • • • • • • • • • • • • • • • • • • • 10 fr.

**Union médicale** (L'). Journal des intérêts scientifiques et pratiques, moraux et professionnels du corps médical; rédigé par MM. LATOUR et RICHELOT. 1re série. Paris, 1847-1858. 12 vol. in-folio. 2e série, 1859-1865. 28 vol. grand in-8. • • • • • • • • • • • • • • • • • 200 fr.

VALLEIX. **Guide du médecin praticien.** 3e édition. Paris, 1853. 5 vol. in-8.. • • • • • • • • • • • • • • • • • • • • • • 20 fr.

ZACHIÆ (P.). **Questiones medico-legales.** Lugduni, 1726. 3 vol. in-folio, rel.. • • • • • • • • • • • • • • • • • • • • • • 12 fr.
— Le même, relié en 1 vol. • • • • • • • • • • • • • • • 8 fr.

Paris. — A. PARENT. Imprimeur de la Faculté de Médecine, rue Monsieur-le-Prince.

www.ingramcontent.com/pod-product-compliance
Ingram Content Group UK Ltd.
Pitfield, Milton Keynes, MK11 3LW, UK
UKHW022217120726
13694UKWH00002B/595